中国经方名师大讲堂系列丛书

经方临床运用（第二辑）

主编 李赛美 黄仰模 蔡文就

中国中医药出版社·北京

U0307772

图书在版编目（CIP）数据

经方临床运用（第二辑）/李赛美，黄仰模，蔡文就主编.
—北京：中国中医药出版社，2007.7（2019.3重印）
（中国经方名师大讲堂系列丛书）
ISBN 978-7-80231-258-6

Ⅰ.经…　Ⅱ.①李…②黄…③蔡…　Ⅲ.经方－临床应用
Ⅳ.R289

中国版本图书馆 CIP 数据核字（2007）第 102214 号

中国中医药出版社出版
北京市朝阳区北三环东路 28 号易亨大厦 16 层
邮政编码：100013
传真：64405750
河北省武强县画业有限责任公司　印刷
各地新华书店经销
*
开本 787×1092　1/16　印张 12.25　字数 201 千字
2007 年 7 月第 1 版　　2019 年 3 月第 5 次印刷
书　号　ISBN 978-7-80231-258-6
*
定价 38.00 元
网址　www.cptcm.com

《中国经方名师大讲堂系列丛书·经方临床运用》
（第二辑）

策　　划	樊粤光	何　伟	方　宁
主　　编	李赛美	黄仰模	蔡文就
副 主 编	吴浩祥	朱章志	林昌松	刘晓玲
	黄　燕	单继军		
学术指导	邓铁涛	熊曼琪	陈纪藩	王庆国
	梅国强	陈瑞春	郝万山	熊继柏
	伍炳彩	姚梅龄	杨扶国	张家礼
	卢崇汉	刘力红	廖世煌	喻方亭
	王伯章	乔　模		

前　言

随着近年中医热、经典热、《伤寒》热的持续升温，"学经典，做临床，拜名师"已成为中医人才培养，提升医院学术水平的重要途径。由国家中医药管理局主办、广州中医药大学第一临床医学院和广东省仲景学说专业委员会共同承办、每两年一届的国家级继续教育项目——"全国经方临床运用高级研修班"，自 1996 至 2006 年，已连续举办了六期。为传播仲景学说搭建了平台，积累了宝贵的经验，树立了良好的形象，受到学术界广泛好评，在全国中医界产生了积极的影响。

2006 年第六期研修班盛况空前。研修班特邀全国知名中医学者梅国强、陈瑞春、卢崇汉、刘力红、姚梅龄、伍炳彩、杨扶国、熊继柏、廖世煌、黄仰模、李赛美等授课。全国中医泰斗邓铁涛教授为本次研修班题词："研修经典，做铁杆中医。"邓老亲自到会讲话，并赠送墨宝，寄语学员："四大经典是根，各家学说是本，临床实践是中医生命线，仁心仁术是中医之魂。"来自全国 15 个省市和港澳台地区及美国约 500 名学员参加了学习。研修班吸引了大量本科生、研究生，使可容纳近 600 人的会议厅场场爆满，走道排起长龙，场面令人震撼！专家与学员对研修班给予了高度评价，真正达到了"研修经典，开拓思路，提高技能，鼓舞士气"的预期目标。

研修班始终坚持面向临床，面向基层，学以致用，注重实效的原则。学员们反映："专家学者们每场精彩的讲学让我们品尝到了仲景学说临床研究的大餐。做临床数年后，听大师一堂课，胜读 10 年书。"

应国内外广大中医学者要求，由广州中医药大学伤寒论教研室、金匮要略教研室组织编著的《经方临床运用》，在各界的大力支持和团队的共同努力下，现由中国中医药出版社出版。其中，第 1~4 期为第 1 辑，5~6 期为第 2 辑。今后随着经方班的延续，将随期连续出版，敬请关注。

《经方临床运用》汇聚了当今全国众多经方大师数十年研究仲景学说

的临床心得与成果，祈望读者从中吸取理论思维和临床经验，从而提高自己的临床水平，更好地为人民服务。本书适用于高等医药院校中医、中西医结合专业教学、科研人员和学生，更适用于从事中医药或中西医结合的临床医师以及自学中医者。

《经方临床运用》编委会

2007 年 3 月

目 录

第一章

经方理论研究

正确认识中医

广州中医药大学 邓铁涛

中医药学是中华文化的瑰宝，但能真正认识中医药学的真价值，对世人来说，对医学界甚至对一些中医来说，却来之不易！

20多年前在一次中医学术会议上，有位西学中专家说："抗生素发明之后，中医治疗肺炎便落后了；速尿（呋塞米）发明之后，中医治疗水肿便落后了。"前几年有青年中医写文章认为："变也得变，不变也得变。"往哪变呢？朝西医方向变。去年又有资深的中医写调查文章，认为中医的临床优势病种，越来越少了。如此之类的文章还不少，多立足于批判中医理论之错误或不足，或对某些理论抽象肯定却具体否定。这反映一部分学者对中医药学的信心不足，一种信任危机在滋长蔓延，这是一种危险的思潮。

许多人看待中医，首先认定中医药学是古老的东西，古老的科学必然落后，认为中医虽能治好病，但没有实验做依据，与现代科学脱节，就不能算是科学；西医的发展与其他科学同步，因而是先进的。难怪有资深的中医说："如今西医学已能洞察细微，无所不至，在治疗上则可换心换肝，无所不能。"中西比较就把中医药学放在三等公民的地位上了！

我们应该怎样看待中、西医呢？我认为必须用科学的哲学——历史唯物主义与辩证唯物主义作为指导思想，去深入考虑中医的问题。

一、唯物史观看中医

1949 以前半个世纪，中医受尽了被轻视、歧视、排斥的待遇，未被消灭已属万幸。中华人民共和国成立后，王斌思想仍影响深远，中医药处于被改造的地位，其间虽经毛泽东、周恩来等老一辈革命家对王斌等公开批评并撤职，党中央一再强调要正确贯彻中医政策，并成立了中医研究院和几所中医学院，但中医事业的发展仍无大进展。直到 1986 年 12 月国家中医药管理局成立之后，中医药的发展，才有组织上的保证。中医药事业真正得到发展，是在 1986 年之后。100 年来的中医，50 年是被压迫期，30 多年为不冷不热期，真正大踏步前进的历史只有 15 年耳。与 20 世纪 100 年来全世界西医的命运相比，真是天地之别！尽管如此，20 世纪 80 年代，中医开始走向世界，先是针灸热，然后是中医热。欧美等医学发达国家逐步承认中医师的专业地位，针刺治疗早已纳入医疗保险系统。伦敦英国人排队看中医，德国人预约住中医院，已不是奇闻。美国医师有 3000 人学习并掌握了中医的针刺术。反观我国西医界懂得针灸技能的又有几人？

20 世纪是科学成就惊人的年代，世界西医学的发展可谓风正一帆悬；而中医学的遭遇则逆风逆水，水下有险滩无数！如果中医药学没有超时代的科学积淀，能在 20 世纪末与西医学同时得到世界人民的认可吗？难道这样的历史对比还不值得炎黄子孙欢呼雀跃吗？

奉劝对中医信心不足的同道，千万不可只能明察秋毫之末而不见舆薪。

二、唯物辩证看中医

（一）实践是检验真理的唯一标准

中医历经一百多年，推而不倒。靠什么？靠治病有效果。如果中医治病无效，早就被人民所抛弃了。但贬低中医的人又说中医是经验医学，又说中医的经验不能重复，等等。不知那些没有中医理论与实践经验的人，只知照方开药，的确是难以重复宝贵经验的。中医师的高明与否，与其理论基础、临证经验、文化素养成正比，泛览历代名医著作以及现代名中医的事迹，均足以为证，说中医是经验医学是毫无根据的。

（二）微观是科学，宏观也是科学

西医是微观医学，从细胞到分子、基因……越来越细。中医学的理论与之相反，是宏观医学，把人（病人）放在天地之间去观察，去研究。西医能治好病，中医也能治好病，按照上述真理的标准来看，中西医不能互相排斥，正好是互相补充，是既矛盾又统一的一对。微观与宏观相结合会创造出更高更好的理论与效果来。这是后现代科学的发展方向。

诺贝尔奖金获得者杨振宁博士，2002年5月8日在"世纪大讲堂"作了《美与物理》的报告。其中说到："最近这十年、二十年来，发展了一个新的在微观物理学跟宏观物理学之间的一个物理学，叫做介观物理，是不是翻做介观物理学。这个介观所研究的是宏观物理学，那就是像日常大小的东西，或者更大的东西，跟微观物理学说是原子物理学之间的，比如说是10的负6次方埃或者是10的负7次方埃这种物理学。这个学问目前正在澎湃地发展，倒不是因为那么多的人要想去研究量子力学的解释，是因为这个领域与工业有密切的关系……20年或者30年之后，因为工业发展的推动，所发展出来的介观物理学可以使得量子力学的解释发生新的革命性的发展，这是可能的。"

上述引文杨先生讲的是量子力学的问题，似乎扯不到医学上去。但如果从哲学的高度来看，道理是相通的。人是生长在天地这个大自然环境之中的，人怎能离开大自然而生存，疾病怎能离开大自然的影响。从生物发展到人，是大自然千百万年的塑造，考古学可以给你详细的答案。考古学也离不开宏观的研究，它也是宏观与微观相结合才能发展的。

试以重症肌无力之治疗为例：西医的微观研究相当深入，还能造出动物模型，研发了新斯的明，疗效迅速，强的松（泼尼松）更是治此病的王牌药物，但都只能治标不能治本。胸腺摘除说是有特效，其实多数病例仍然复发。我们从宏观认识，重症肌无力是脾胃虚损、五脏相关的顽疾，采用升发脾阳、大补脾胃为主，兼治五脏。此病属虚损之证，故无症状之后仍须服药2年才可以根治。但当病人出现呼吸危象，不能饮食时，我们采用注射新斯的明治标，使之能口服中药与饮食，几天之后多能渡过危关。这就是宏观与微观相结合的例子。

许多中医特别是青年中医不明此理，一接触西医的微观科学，反观中医的阴阳五行，便怀疑中医的科学性，便不好好地去读中医书！

（三）继承与创新

我们是一个发展中国家，比起发达国家我们的科技创新能力不如人。所以目前国家号召科学技术人员必须努力创新，以追赶世界，强调与世界接轨。但中医学与其他科学不同，论中医学，最高的水平在中国，论接轨是外国向我们接轨。

我国著名的社会科学家田森教授说，中医药学是我国的"第五大发明"。我认为不像其他四大发明那样已被外国学到手并已超出我们很远了，中医药学11世纪曾经影响阿拉伯医学，我国人痘接种曾启发牛痘接种，免疫学的实践源于中医。但中医药真正走出国门，给世界医学以深刻的影响，才刚刚开始。

站在世界的角度看，举凡中医处理疾病有成效的方法，在外国专家眼中，都是新鲜事物，是创新。举例如"针四缝"治疗急腹症——蛔虫团梗阻，既简单又速效，又省钱。在外国医家看来多神奇？把这一疗法，放到世界医学中去，就是现代化的成果。什么叫现代化？在医学而言，不应只追求形式，不应以时间定位，应该把用最少的支出、最短的时间、达到最佳的效果，作为对现代化医学的基本要求。病人住院从头到脚，各种仪器检查，出院缴费几十万，这就是现代化吗？继承与创新是一对矛盾，两者不能偏废，但具体情况不同，矛盾双方会有所侧重，不能一成不变地去看待问题、处理问题。以中医药学而言，继承与创新都重要，但今天显然继承不足才是矛盾的主要方面。中央对中医工作的指示首先指出——"中医不能丢"。因为中医几千年得来的宝贝丢失得太多了。努力发掘宝库，加以整理就是创新，但可惜的是，我们当前的医、教、研，都努力引进西医的东西以图说明中医之理论，或以西医的理论改造中医的精华，以为这是在创新。这种错误的倾向，影响中医的发展已数十年了，不能不引起我们的反省。已故崔月犁部长评价我们培养的高级中医是中西医两个中专的水平，他早就给中医教育敲警钟了！为了更有成效地创新，全国中医，特别是中青年中医，都先来个大的温课，重读四大经典与历代名家学说，以提高临床和理论水平，在这个基础上，中医学与21世纪的最新科技相结合，走自己的路，才能闯出新天地，才能为世界人民的健康作出新贡献。高楼必须建在厚实的基础上，中医药学之大发展呼吁夯实基础。然而"重西轻中"已成时尚，故必须大力扭转，否则创新也无用，也可以视而不见。

上个世纪60年代，天津市传染病医院院长学了中医之后，当某地发现白喉开始流行，急需白喉血清，向他求助。他估计该地要接种血清的量，集中半个中国的存货都不够用。他便运用所学，继承中医治白喉之法，用养阴清肺汤，并拆方减成只用四味药，制成水剂，发往该地，把白喉的流行制止了。每一病例治疗成本才1.5元，且能免除今后再用血清时有血清反应之弊。这是一个继承与创新的好例子。但这样的优秀成果，没有人继续再加以研究发扬，多可惜啊！为什么被冷置呢？我看因为不是外国人发明的，国内的某些专家会给你以阻力而不是动力。"重西轻中"这一顽疾若得不到根治，中医的创造发明与推广——难矣！

中医药当前的继承与创新，因为主要矛盾在"继承"，中医工作，应在这方面下大力气。

三、神圣的使命，当中医的脊梁

一种错误的思想，认为凡西医能解决的，中医便应靠边站，在西医学最新成就面前手足无措，忘记了中医药是中华民族用多少病人的生命和多少先贤的智慧换来的。我们炎黄子孙能够盲目地把中华文化的瑰宝从我们手上丢失么？！如果这样一个伟大宝库丢掉了，不仅对不起祖宗与子孙，也对不起世界人民。中医药学不仅属于中国，同样属于世界，不存在中外与宗派之争。

抗生素发明之后，肺炎便不需要中医了吗？老年肺炎、虚寒证的肺炎，用上中医药就得救了。我常遇此等证，用桂枝汤或小青龙汤之类，帮抗生素一把。我曾在西医院会诊一例水肿病人，已肿至有如啤酒桶一样，不能卧，乃特制大木椅坐着，医院用了不少速尿（呋塞米），就是不能消肿，请我会诊时采用真武汤加味，约半月，患者前后判若两人，拿着木椅出院了。我的学生杨伊凡在澳大利亚悉尼 1995 年 3 月 3 日，应患者母亲（白种人）的邀请，抢救一个 6 个月的女婴，该婴儿患先天性心脏病已住院 4 个月，一直住特级护理病房，正在等候去墨尔本进行心脏移植。病情越来越严重，医生认为没有希望，准备停止抢救，才同意患者家属请中医治疗。从 X 线摄片显示，由于心脏增大，两肺挤到两边，心率 180 次/分，发热，心衰，肺水肿，6 月婴儿体重只有 4kg。医院主要用强心剂和抗生素治疗。杨医生在医院限制其中药输入量的条件下，3 月 3 日到 3 月 8 日先用花旗参、后用生脉散，之后，医生认为婴儿生存有望，准许中药的输入量由 10ml 增加至 30ml。婴儿肤色转红，四肢温度升高，大便成形，体重增加 100g，体温仍有反复，但从未再超过 40℃。杨氏处方增加药味，中药输入量增至 60ml。3 月 12 日，肺水肿继续消退，心功能逐步增强，已除去插在气管的输氧管，4 个月来第一次用鼻自然呼吸。心率、体温基本正常。X 线摄片前后对比心脏缩小，各项指标均有改善，患儿已完全脱离危险期。医院仍决定将患儿送墨尔本进行心脏移植。杨氏反对搬动病儿无效。3 月 20 日去墨尔本，因空中运行不适，当晚又出现呼吸困难。24 日以后病情较差，没有可能做心脏移植手术，又飞返悉尼，于 4 月 1 日死于医院。

上面详述这一病例,无非想说明换心换肝并不是说来那么轻巧,不要以为中医药毫无用处。中医重视治未病,治在前头,可以不用换肝那有多好呢?我就不信肝纤维化是不可逆的,肝硬化早期治疗好了,何必去换肝呢?当然,也应肯定能换肝、换心是很高明的。

目前世界医学正在害怕将来无药可治耐药性的凶险细菌病,中医应该站出来,为世界医学家分忧,研究消炎抗菌的治法与方药。不应袖手旁观。

中医药学是中国的,也是世界的,但我们不努力行吗?目前世界上最欠缺的是高水平的中医,欠缺在临床上有真功夫的千千万万个铁杆中医。中医药的发展需要有一大批中医的脊梁人才。

最后请容许我代表各位老人家再重复一句:《碥石集》之作,是供21世纪的中医栋梁们作为向上攀登的碥石!(《碥石集》序)

《伤寒杂病论》成书的历史背景及其与《内经》等古代医籍的学术联系

北京中医药大学　王庆国

一、《伤寒杂病论》的成书、学术渊源与成就

(一)《伤寒杂病论》的学术地位

《伤寒杂病论》是我国第一部理法方药完善、理论联系实际的临床著作,也是在中医药学术发展史上具有辉煌成就与重要价值的一部经典著作。它继《内经》《难经》等中医经典理论著作之后,系统地揭示了外感热病及某些杂病的诊治规律,发展完善了六经辨证的理论体系,从而奠定了中医临床医学的基础。《伤寒杂病论》所创立的融理、法、方、药为一体的理论体系,具有很高的科学水平和实用价值,它既适用于外感热病的辨证论治,也适用于杂病的辨证论治,长期以来一直有效地指导着历代医家的临床实践,并对中医药学术的发展产生了重要的影响。自晋代以降,历代医家都十分重视对《伤寒论》的学习与研究,称其"启万世之法程,诚医门之圣书"。因此,《伤寒杂病论》是继承发扬祖国医学遗产的必读典

籍之一。

（二）《伤寒杂病论》成书的历史背景

1. 作者生平

《伤寒杂病论》为东汉张仲景所著。张仲景，名机，字仲景，东汉南阳郡（今河南南阳邓县）人。

南阳，是一古老的地名，因其在熊耳山之南，汉水以北，故称作阳地。夏禹定天下九州，南阳在豫州的西南部，因"中原之南，而居阳地"故名"南阳"。商代曾在南阳设立了两个奴隶主封国，西周初年，在南阳分封了十余个诸侯国，春秋时属楚国，战国时北境属韩国。秦统一六国后设全国为三十六郡，南阳郡为其一。汉承秦制，继续设南阳郡。

据文献推算，仲景约于公元 150～219 年在世。约生于汉桓帝和平初年，大约经历了桓、灵、少、献四个朝代。

据宋·林亿《伤寒论·序》载："张仲景，《汉书》无传，见《名医录》云，南阳人，名机，仲景乃其字也。举孝廉，官至长沙太守。始受术于同郡名医张伯祖，时人言，识用精微过其师。"另据《何颙别传》载，张仲景曾"总角造颙"，何颙谓其"用思精而韵不高，后当为良医"，且"卒如其言"。由此可知，仲景天赋聪明，少年时就稳重、善思、好学，又是大家子弟，受到了良好的教育，十多岁即初露头角。所以才有何颙"用思精而韵不高"之誉。仲景自幼热爱医学，认为其"上以疗君亲之疾，下以救贫贱之厄，中以保身长全，以养其生"，因此才"每览越人入虢之诊，望齐侯之色，未尝不慨然叹其才秀也"。他立志学医，曾随同郡张伯祖学医，后经过多年的勤奋学习、刻苦钻研和临床实践，最终成为一位很有成就的医学大家。相传"至京师，为名医，于当时，称上手"。

另，尚有资料称"仲景灵帝时举孝廉，官至长沙太守"，按照这种说法，其对各地风土人情及疫病流行的情况就会有更多的了解，而也为其医疗的实践提供了大量的机会，因此后世也才有"公堂诊病"的传说。

2. 成书的时代背景

《伤寒杂病论》的产生，不是偶然的，这与仲景所处地理位置、历史年代有着很密切的联系。

（1）南阳在东汉时期是全国的政治文化中心

西汉中期以后，南阳的宛市即成为全国的六大都市之一，与长安、洛阳等齐名，《盐铁论》称："宛周齐鲁，商偏天下，富冠海内。"东汉时，南阳已为鱼米之乡，而其工业以冶铁为主，张衡在《南都赋》里曾专门就南阳的经济尤其是农业作了介绍。从史料可见，南阳的工商农业是全国比较发达的地区之一。

到了东汉，南阳更因为是光武帝的故乡而号称南都，与洛阳并称为全国两个最大的中心城市。此时，不仅因为南阳帝乡多近亲，公侯将相、近侍权臣，多为南阳豪强，而由要人引荐者担任中下级官员的也很多，促使其经济有了进一步发展，更重要的是教育事业也蓬勃地发展起来。由于刘秀重视教育，全国的教育事业都有大幅度的发展，而南阳的学校更胜于他郡，因而也为名士之乡。据各种史料记载，东汉南阳的名士有六、七十人之多，这是他郡远不能及的。张仲景生活在南阳这一特殊的地区，对于其文化知识的陶冶和医学知识的长进是不无裨益的。

（2）东汉时期，祖国医学的理论与临床都达到了一个新的水平

汉兴，结束了秦王朝的统治，经过多年的休养生息，使当时的社会生产力和文化事业得到了长足的发展，祖国医学的理论水平和临床实践水平也有了较大的发展。在医药文献方面，《汉书·艺文志》记载有医经七家，《汉书·平帝记》并有楼护日诵本草数十万言的记载。从仲景自序来看，当时《素问》、《灵枢》、《难经》、《胎胪药录》、《阴阳大论》等医书已在世上广为流传。从《针灸甲乙经·序》来看，当时专门论述方剂治疗的《汤液经》业已问世。与此同时，中医基础理论、药物学、方剂学、针灸学的基础医籍已经具备，医学的基础理论已经基本形成并日渐充实。再从当时的医疗水平看，也已具备了一定的水平。据《汉书》记载，仓公淳于意已有医籍问世；《后汉书》记载，太医令郭玉诊脉技术已达到了较高的水准；而《华佗传》所记载的华佗诊病的事迹，更说明了当时的临床水平的提高已非汉初时所比，这些无疑给仲景的著书奠定了坚实的基础。

（3）疫疬的流行激励了仲景著书济世的决心

东汉后期，封建割据，政治昏暗，战争频起，灾疫连年，以致民不聊生，贫病交加。曹植在《说疫气》中形容当时的惨况为"家家有僵尸之痛，室室有号泣之哀，或阖门而殪，或复族而丧"。在大疫流行之际，张仲景家族亦未能幸免，他在《伤寒论·自序》中说："余宗族素多，向余二百，建安纪年以来，犹未十稔，其死亡者，三分有二，伤寒十居其七。"民众的苦难，亲人的伤痛，激发了张仲景精研医术及著书救世的责任感，于是，他"感往昔之沦丧，伤横夭之莫救，乃勤求古训，博采众方，撰用《素问》、《九卷》、《八十一难》、《阴阳大论》、《胎胪药录》，并平脉辨证，为《伤寒杂病论》，合十六卷"。

（三）《伤寒论》的学术渊源

如前所述，至东汉末年，祖国医学的理论体系已逐渐完善，大量的复方也广泛应用于临床。如《内经》的阴阳五行、脏腑经络、病因病机、诊法治则、辨证论治、方剂配伍、药性理论等已基本完备；《难经》的脉法诊断、针刺俞穴和脏腑病传理论在《内经》的基础上又有所发展；专门论述药物产地、功用、主治之书的《神农本草经》及专门论述药物合和、汤液治病之书的《汤液经》亦已问世。另据史书记载，东汉以前，祖国医学的临床治疗已达到了较高的水平，如战国时的名医扁鹊、西汉的仓公淳于意、东汉的太医丞郭玉等，均属理论上有高深造诣，临床上具相当水平的临床大家。这些无疑为张仲景写作《伤寒杂病论》奠定了坚实的基础。

张仲景在《伤寒杂病论·自序》中说："撰用《素问》、《九卷》、《八十一难》、《阴阳大论》、《胎胪药录》并平脉辨证，为《伤寒杂病论》合十六卷。"晋·皇甫谧《针灸甲乙经·序》云："伊尹以亚圣之才，撰用《神农本草》，以为《汤液》"，"仲景论广伊尹《汤液》为数十卷，用之多验"。从《伤寒论》的自序、条文并结合有关史料分析，《伤寒论》的学术渊源主要来自以下几个方面：其一，基础理论主要继承于《内经》《难经》《阴阳大论》；其二，诊法是从《内经》、《难经》而来，不过其间的脉诊系将《内经》的三部九候法简化为上中下三部（人迎、趺阳、少阴）诊法，并将其与《难经》的独取寸口法有机结合而成；其三，药学理论系全面继承了《神农本草经》及《胎胪药录》的成果，并在临床实践中予以发扬光大；其四，方剂主要来源于上古的《汤液经》，并在此基础上"博采众方"而成；其五，其诊治疾病的方法则是在综合前人理论的基础上，并充分继承了包括公乘阳庆、仓公淳于意及其老师张伯祖在内的先贤名家的经验而成。

综上所述，张仲景是在系统总结与继承了汉代以前的医学成就和人民群众同疾病作斗争的丰富经验的基础上，并结合自己的临床实践，经过长期艰苦的努力，才著成了我国第一部融理法方药于一体的辨证论治的专书——《伤寒杂病论》。它既是对前人理论与经验的总结，也是对中医学术理论的再创造。

（四）《伤寒论》的学术成就

《伤寒论》的学术成就可以概括为两大方面：

其一，是在《素问·热论》六经分证的基础上，运用《内经》以来的有关脏腑经络、气血阴阳、病因病机以及诊断、治疗等方面的基本理论与基础知识，创造性地对外感疾病错综复杂的证候表现及演变规律进行分析归纳，创立了六经辨证的理论体系。这一理论体系具有如下的特点：一是将理、法、方、药有机地结合起来，使之成为一个整体，并在《内经》的基础上，进一步确立了脉证并重的诊断法则与辨证论治的纲领。二是处处体现了对立统一法则与整体衡动观。在辨证时，一定要系统、全面地观察患者症状、脉象以及其他方面的动态变化，并运用中医学的基本理论与基础知识进行辨证的分析，以明疾病之所在，证候之属性，邪正之盛衰，证候之进退，演变之趋向，预后之吉凶。三是充分体现了三因治宜的灵活性。其论治，必因证立法，因法设方，因方用药，且方剂不仅有其适应证，而且有其禁忌证、煎服法及注意事项，十分周到。四是记载了许多功效卓著的方剂。论中共载113方（缺一方），严遵法度，用药精当，配伍严谨，加减灵活，功效卓著，不仅为多种外感热病和内伤杂病提供了有效的治疗方药，而且首次全面系统地运用了汗、吐、下、和、温、清、补、消八法，为后世医家提供了范例，所以被后世誉为"方书之祖"。这些方剂有的已成为后世医家组方用药的典范与基础，更多的则是经过历代医家临床实践的检验，至今仍作为行之有效的方剂而广泛运用于临床。此外，《伤寒论》的方剂因其配伍精当，组方严谨，药味组成少，临床疗效确实，已成为中医药现代化研究的重要课题，并已取得了丰硕的成果。五是记载了许多不同的剂型。书中所载的剂型有汤剂、丸剂、散剂、含咽剂、灌肠剂、肛门栓剂等，为中医药制剂技术的发展奠定了基础。

其二，《伤寒论》六经辨证的理论体系，将东汉以前的"医经家"与"经方家"有机地结合起来，从而克服了"医经家"侧重于医学理论探讨，忽视临床技能研究以及"经方家"侧重临床实践，忽视医学理论探讨的弊端，为后世医家树立了理论联系实际的榜样。

总之，《伤寒论》总结了东汉以前的医学成就，将祖国医学的基本理论与临床实践密切结合起来，创立了融理法方药为一体的六经辨证的理论体系，不仅为外感病及某些杂病的辨证论治提出了切合实际的辨证纲领和治疗方法，同时也为中医临床各科提供了辨证治疗的一般规律，从而为后世临床医学的发展奠定了坚实的基础。可以说，《伤寒论》是我国第一部理法方药比较完备的医学专著，而后世各个医学流派的形成与发展，无一不从《伤寒论》中受到了启发，汲取了营养。当然，由于历史条件的限制，书中亦难免有不尽正确与完备之处，因此我们应仔细分析，继承并发扬其精华，摒弃其错误，使之为中医药事业的发展再作贡献。

二、《伤寒论》与《内经》等古典医籍的学术关系

（一）《伤寒杂病论》与《内经》

张仲景的《伤寒杂病论》完善了辨证论治体系，成为中医临床医学的奠基之作，历代医家视之为规矩准绳。这一巨著的产生，不仅仅是张仲景一人的临床经验总结，它是当时中医学理论与实践的集大成之作。张仲景在《伤寒杂病论·自序》中说："勤求古训，博采众方，撰用《素问》《九卷》（据考证《九卷》即《灵枢》）《八十一难》《阴阳大论》《胎胪药录》，并平脉辨证，为《伤寒杂病论》合十六卷。"可知《伤寒杂病论》渊源于古代医学典籍。张仲景吸收了《内经》《难经》的学术思想，并加以创造性地发挥，撰成《伤寒杂病论》，其中处处体现了对《内经》理论的具体运用，可以说《伤寒杂病论》是对《内经》理论成功的实践和发展。

1. 承《内经》以阴阳为纲，辨表里虚实寒热

阴阳为万物之纲纪，这是《内经》中最重要的学术思想。《素问·阴阳应象大论》篇对此有精辟而概括的论述。对于疾病病因、病机与分类，《内经》都强调要区分阴阳。阴阳之中又蕴含表里、虚实、寒热等。张仲景继承了《内经》的辨识病证的方法，临证以阴阳、表里、寒热、虚实辨析之。张仲景著作中明显地反映出论病以阴阳为纲，辨别表里、虚实、寒热的学术观点。

从张仲景著作中使用"阴阳"一词的概率来看，其所赅甚广。从对疾病的分类，到疾病的病因、病位、病机、脉象，以及治疗方法和疾病的预后转归等，皆无不以此为纲，反映了《内经》关于阴阳无处不在的观点。

如《伤寒论》第7条指出发热与否为辨别外感病之属阴或属阳两大证型的总纲。

《金匮要略·脏腑经络先后病》篇有"阳病十八"和"阴病十八"之分类方法。"阳病十八"所指为"头痛、项、腰、脊、臂、脚掣痛"，此多属于病变在外的疾病，在四肢、头、腰等外在部位；而"阴病十八"所指为"咳、上气、喘、哕、咽、肠鸣、胀满、心痛、拘急"等，此多属体内病变，病在五脏六腑。

再如《伤寒论》第12条曰："太阳中风，阳浮而阴弱，阳浮者热自发，阴弱者汗自出……"此处所谓的"阴""阳"，既是指脉象（浮取与重按），复言病机（营弱卫强），这与《内经》关于阴阳分类的原则大体一致。

又据《素问·阴阳应象大论》关于"审其阴阳，以别刚柔"之训，张仲景论痉病则分为柔痉与刚痉；论阴阳毒则有阴毒与阳毒之分，以辨别疾病的不同证候。

张仲景还将《内经》"察色按脉，先别阴阳"的精神贯穿于脉诊中。《伤寒论·辨脉法》首条即以阴阳作为辨脉的总纲，并从病之阴阳与脉之阴阳的不同配属来判断疾病的预后。在《金匮要略·胸病心痛短气病》亦曰："夫脉当取太过不及，阳微阴弦，即胸痹而痛。"在《金匮要略·妇人杂病》篇又指出："三十六病，千变万端；审脉阴阳，虚寒紧弦……"对于具体病证，张仲景在原文中论述脉症，也多标明表里虚实寒热。诸如"表未解"（43 条）、"此里虚"（49 条）、"以内外俱虚故也"（60）、"表和""里未和"（93 条）、"此为内实"（105 条）、"表热里寒"（225 条）、"表虚里实"（218 条）、"瘀热在里"（236 条）、"以脾家实"（278 条）、"下焦虚有寒"（282 条）、"有阳无阴"（346 条）等等，不一而足。治疗方法上看，桂枝汤调和营卫，黄连汤治上热下寒证，半夏泻心汤等治脾胃不和、寒热错杂致痞，小柴胡汤和解少阳，乌梅丸治寒热错杂之久利，附子泻心汤治热痞而兼阳虚等，皆属于调和阴阳的著名方剂。

在同一方剂中张仲景常常是攻补兼施，温清并用，如温经汤、大黄甘遂汤、桂枝芍药知母汤等。这些都是张仲景对《内经》"谨察阴阳所在而调之，以平为期"法则的具体运用。对于疾病的预后和转归，张仲景亦十分重视阴阳是否"自和"。仲景曰："凡病，若发汗，若吐，若下，若亡血，亡津液，阴阳自和者，必自愈。"强调指出，疾病得愈与否，关键取决于阴阳是否自和。如《伤寒论》第 346 条指出："伤寒六七日不利，便发热而利，其人汗出不止者，死，有阴无阳故也。"第 342 条指出："伤寒厥四日，热反三日，复厥五日，其病为进，寒多热少，阳气退，故为进也。"因阴阳不能自和，阴进阳退，故病情加重。仲景以阴阳、虚实、寒热识病辨证，执简驭繁，为施治提供了依据，故后世称张仲景首开八纲辨证之先河。

2. 继《内经》六气学说，建《伤寒》六经辨证

从《伤寒论》六经辨证体系的建立与《内经》中论述六经（六气）的诸多内容来看，二者也是一脉相承的。《素问·至真要大论》曰："夫百病之生也，皆生于风、寒、暑、湿、燥、火，以之化之变也。"而《伤寒论》的六经辨证，就是论六气的病变，以及辨证施治的规律。其六经之名，是取自《内经》所论阴阳之气的多少，以及《素问·天元纪大论》所述六经

合六气之说。《内经》中论六经（六气）内容的计有十余篇，除《热论》外，还有如《六元正纪大论》、《六微旨大论》、《五常政大论》等七篇大论，着重讨论了五运六气的问题。《伤寒论》的六经辨证，就是对六气病变的辨证论治。仲景正是在深刻研究了气候与人体疾病的关系，并验之临床加以归纳总结之后，才建立了六经辨证体系，这是对《内经》六气学说的继承和发展。

3. 继承与发展正邪相搏的病因观与防治学思想

《内经》认为疾病的发生与发展，取决于人体正气与邪气相争的结果，并十分重视和强调维护正气以抗邪的重要性。如"正气存内，邪不可干，精神内守，病安从来"（《素问·刺法论》）、"邪之所凑，其气必虚"等等，都是这一思想的体现。在张仲景著作中，亦充分蕴含了基于正邪相搏的病因观。

《金匮要略·脏腑经络先后病》篇指出："若五脏元真通畅，人即安和。客气邪风，中人多死。""若人能养慎，不令邪风干忤经络……房室勿令竭乏，服食节其冷热苦酸辛甘，不遗形体有衰，病则无由入其腠理。"仲景认为"客气邪风"是导致疾病的发生的外在条件，"五脏元真通畅"与否是疾病发生的内在根据。若脏腑功能正常，精气充盛，气血和调，则抗病力强而不病；反之，若五脏虚衰，元真亏虚，气血失和，则抗病力弱，邪气就会侵袭人体而发病，甚至导致死亡。如《伤寒论》第99条即指出："血弱气尽，腠理开，邪气因入，与正气相搏，结于胁下。正邪分争，往来寒热……"是少阳病的最基本的病理机转。

再如，《金匮要略》中历节病之筋骨先弱，寒湿侵袭；血痹病之气血内虚，感受风邪；虚劳病之风气百疾以及内有痰饮外邪诱发等，皆是这种正虚邪中发病观的具体体现。这种认为疾病的发生是在一定条件下邪正斗争的反映，特别重视正气为主要因素的发病学观点，符合辩证法中的内外因论。它科学地阐明了疾病发生的原理，对于防治疾病具有积极的指导作用。张仲景的防治学思想是建立在发病学基础之上的，《金匮要略·脏腑经络先后病》篇提出了无病早防，已病早治，防止传变，以及治未病脏腑等重要原则，正是《内经》中"不治已病治未病"的预防思想。

《伤寒杂病论》的治则，总的来说不外祛邪和扶正两方面，而且始终贯穿着"扶阳气"和"存津液"的基本精神，从而达到邪去正安的目的。《内经》十分重视体质与发病的关系，强调个体体质的特殊性对某一致病因素或疾病的易感性，张仲景对发病的认识始终注意体质因素，全书提出了体质因素是感邪后形成不同证型和误治变证各异的重要原因，体现了中医在发病学上因体受邪，因形生病，因质从化的特点。

4. 关于"谨守病机治病求本"的治疗观

《素问·至真要大论》将诸多病变与五脏和六气联系起来，进行了全面的论述，并总结性地提出要"谨守病机，各司其属"，而在《素问·阴阳应象大论》中更有"治病必求于本"之明训。张仲景著作中对病机的认识与《内经》是一致的。对疾病的治法治则是遵循《内经》上述原则的。如《内经》指出"暴注下迫，皆属于热"，张仲景书中则有葛根芩连汤、白头翁汤等以治热利；《内经》指出"诸呕吐酸，诸逆冲上，皆属于火"，张仲景则有黄连汤、大黄甘草汤治胃热呕逆；《内经》指出"风者，百病之始也"，张仲景则将桂枝汤列于《伤寒论》之篇首，治太阳病中风证，为群方之冠；《内经》指出"五脏六腑皆令人咳，非独肺也"，《金匮要略·肺痿肺痈咳嗽上气病》篇中着重论述了以肺病为主的咳嗽，又在《金匮要略·痰饮咳嗽病》篇中阐述了由于脾肾功能失调所生痰饮也可致咳；《素问·疟论》指出"其但热不寒者，阴气先绝，阳气独发，则少气烦冤，手足热而欲呕，名曰瘅疟"、"其气不及于阴，故但热而不寒，气内藏于心，而外舍于分肉之间，令人消烁脱肉"，而《金匮要略·疟病》篇论瘅疟的原文，可以说是完全引用了以上这段文字。

在治法治则方面张仲景也继承了《内经》的学术思想，在《内经》正气为本思想的指导下，《伤寒杂病论》处处体现扶助正气、祛除病邪的治疗原则。具体表现在一是顺应正气抗病趋向因势利导，遵循《内经》中"其高者，因而越之；其下者，引而竭之；中满者，泻之于内；其有邪者，渍形以为汗；其在皮者汗而发之……"（《素问·阴阳应象大论》）的因势利导的原则，并发展成为具体而丰富的治法。如"其在皮者汗而发之"，张仲景明确指出"脉浮者，病在表，可发汗"（51条）；"其高者，因而越之"，张仲景对"邪结胸中"以及胸膈痰实证，均采用吐法予瓜蒂散治之；"其下者，引而竭之"，张仲景以大承气汤下燥屎，抵当汤下瘀血皆属此列。二是祛邪同时强调保胃气、存津液以顾护正气，以及重脾胃重阳气的学术思想。《素问·平人气象论》中说："平人之常气禀于胃……人以水谷为本，故人绝水谷则死，脉无胃气亦死。"张仲景诸多方剂中应用参、枣、草、姜即是保胃气、护正气的具体体现。如十枣汤攻下痰水实邪，在甘遂、大戟、芫花中佐以甘缓之大枣；大青龙汤倍麻黄竣发其汗，同时甘草亦加倍并入姜枣等。张仲景在扶正补虚、回阳救逆以及善后调理方面亦注重培补和保养脾胃肾，如《金匮要略》对虚劳病的治疗突出脾肾阳气，以小建中汤、黄芪建中汤、肾气丸为主方。又如《内经》有"劳者温之"、"寒者热之"之旨，《金匮要略》则用当归生姜羊肉汤并治腹中寒疝、虚劳不足。

《内经》还注重对疾病的早期治疗，防治传变的原则。《素问·四气调神论》提出"不治已病治未病"，《素问·阴阳应象大论》曰"善治者治皮毛，其次治六腑，其次治五脏，治五脏者，半死半生也"，《素问·玉机真脏论》又曰"肝受气于心，传之于脾"、"五脏相通，移皆有次，五脏有病，则各传其所胜"。张仲景继承了《内经》的治未病思想，在《金匮要略》首篇第一条即指出"见肝之病，知肝传脾，当先实脾……"，并根据《内经》五行学说，提出了具体的治疗方法。

（二）《伤寒杂病论》与《神农本草经》

张仲景生活于东汉时期，他总结了汉以前的医药学成就，其用药方法代表了当时的药物学水平。在药物学的发展过程中，历代涌现了许多药物学专著，我国现存最早的是《神农本草经》（以下简称《本经》）。《伤寒杂病论》的用药方法与《本经》关系如何，一直是众多学者关注的问题，不少人士研究后，提出了"张仲景用药悉遵《本经》"之说。

从张仲景用药情况看，的确与《本经》所载药物的吻合率较高，《伤寒论》用药达90多种，其中70多种主要药物均为《本经》所载。高学敏认为张仲景对药物功能的认识、组方、君臣佐使的配伍法度、药物的四气五味，以及阴阳和合，七情的相须、相使、相畏、相恶、相反等药物学理论的运用，张仲景虽未加专论，但从其运用情况分析，都与《本经》所载吻合。

如《伤寒论》用麻黄者13方，包括太阳篇的麻黄汤、大小青龙汤、葛根汤、葛根加半夏汤、麻黄杏仁甘草石膏汤、桂枝麻黄各半汤、桂枝二麻黄一汤、桂枝二越婢一汤；阳明篇的麻黄连轺赤小豆汤；少阴篇的麻黄细辛附子汤、麻黄附子甘草汤以及厥阴篇的麻黄升麻汤等等。诸方中麻黄的功用与《神农本草经》"主中风、伤寒头痛，温疟。发表出汗，去邪热气，止咳逆上气，除寒热"的记载颇为吻合。

再如，《伤寒论》用大黄者15方，诸如大承气汤、小承气汤、调胃承气汤、桃核承气汤、麻子仁丸、抵当汤（丸）、大陷胸汤（丸）、茵陈蒿汤、附子泻心汤、桂枝加大黄汤、柴胡加龙骨牡蛎汤，以及大柴胡汤中，大黄的效用与《神农本草经》"下瘀血，血闭寒热，破癥瘕积聚，留饮宿食，荡涤肠胃，推陈致新，通利水谷，调中化食，安和五脏"的论述，是完全一致的。

其他如葛根解阳明经热，起阴气，升脾胃阳气以止渴止泻；用五味子止咳逆上气等等，均体现了《本经》用药精神。

再从药物配伍法度上分析之，张仲景继承发扬了《本经》的药物配伍理论。据《本经》的相须配伍，张仲景取功效相近的药物同用增强疗效，如麻黄桂枝相伍发汗解表；附子干姜相伍回阳救逆；大黄芒硝相伍峻下热结。据《本经》的相使配伍，张仲景方中也如桂枝配以甘草，辛甘化阳，以甘草增加桂枝温阳平冲降逆的作用；芍药配甘草，酸甘化阴，以甘草增强芍药养血柔肝缓急止痛之效。《伤寒杂病论》中这种相须相使的配伍，产生了良好的效果。《本经》曰"有毒宜制，可以相畏相杀"，此种配伍方法，在张仲景中亦得到了充分的体现。如生姜配半夏，既可杀其毒性，且取和胃止呕，消散水气之效；大枣杀芫花、甘遂、大戟之毒，并防脾土之虚。诚如徐灵胎所说："汉末张仲景《金匮要略》及《伤寒论》中诸方，大半皆三代以前遗法，其用药之义与《本经》吻合无间。"（《神农本草经百种录·序》）。在药物的制剂方面《伤寒杂病论》不仅导源于《本经》，并在《本经》的基础上有了明显的创新，使之日趋完善。《本经·序》谓："药性有宜丸者，宜散者，宜水煎者，宜膏者，亦有一物兼宜者，亦有不可入汤酒者，并随药性，不得违越。"张仲景继承了《本经》的精华，并创制了煮剂、煎剂、散剂、饮剂、水丸、糊丸、蜜丸、栓剂、灌肠剂等不同剂型，《金匮要略》中还有坐药、酒剂、洗剂、熏剂、膏剂、擦剂以及搐鼻剂等。另外，从理论体系看，《伤寒杂病论》与《神农本草经》一脉相承〔冯世伦.《伤寒杂病论》溯源. 国医论坛，1992，（4）：1〕。

从现存史料看，尽管《马王堆医书》共载药物390多种，《内经》也有十余首方剂及少量的药物记载，但从药物学角度看，都很原始，其理论上所达到的深度，远非《神农本草经》有关药物及理论的记述，与张仲景方药最为吻合。当然，张仲景用药是否悉依《本经》，还应当从更多的史料中再加考证，但就目前的情况看，张仲景方药以《本经》的理论为依据加以分析研究，是贴切、适宜的。因此，我们可以认为，张仲景用药渊源于《本经》而又发展了《本经》。

（三）《伤寒杂病论》与《马王堆帛书》

1973年，在湖南长沙马王堆三号汉墓出土的医书共14种，其中记载有药物和医方的共6种，即《五十二病方》、《养生方》、《杂疗方》、《胎产书》、《却谷食气》、《十问》。其他8种医书无方、药记载。在这6种方药书中，《五十二病方》最为古老，从字体推断，至少是公元前3世纪末秦汉之际的抄本。马继兴认为，《五十二病方》的撰年，早于战国时期成书的《黄帝内经》(周一谋，等．马王堆医书考注．天津：天津科学技术出版社，1988；3)；估计不晚于春秋战国之际。其他《养生方》、《杂疗方》、《胎产书》等，从其内容分析，也都是略晚于《五十二病方》的先秦古书。《五十二病方》共约15000字，载医方280多个，用药达243种。所治疾病涉及内、外、妇、儿、五官等疾病共一百多种。《马王堆帛书》与《伤寒杂病论》有许多地方息息相印，其亲缘关系远比《内经》更近。

如对"痉"病之认识，二书均做了记载，《五十二病方》记载对痉病的治疗有8处。其治法有：热熨发汗、内服药发汗、攻下、药浴、外敷及祝由等，尤以发汗为要。《伤寒杂病论》有关痉病的证治有10余条，也采用了发汗与攻下的方法。但已不用祝由、蒸熨强行发汗等法。尤其是用汗法治疗时，强调了辨证论治，分为刚痉、柔痉，并注意了养阴生津。《五十二病方》对痉病的形成只提到了"伤，风入伤"，局限于外伤后的风入伤。而《伤寒杂病论》则把各种原因造成的痉病详加论述，且认为其成因多是人体津液被热邪所伤，或发汗太过，或攻下伤津，致使筋肌失去津液濡养而形成痉，治疗采用清热生津的原则，表实用葛根汤，表虚用栝楼桂枝汤，里热用大承气汤，里虚无邪用芍药甘草汤等，处处维护津液，以使筋肌得养，痉挛自止。由此可见，《伤寒杂病论》与《马王堆帛书》时代的医学有着一定的联系，从中可以看到张仲景对前人的继承和发展。

(四)《伤寒杂病论》与《汤液经法》

《汉书·艺文志·方技略》所载医经7家216卷，经方11家274卷，从目录来看，当时不仅有以病归类的方剂专著，而且出现了方剂理论专著《汤液经法》。惜上述典籍均已亡佚。《汉书》记载的是公元前24年至公元206年的史实，《伤寒杂病论》成书于公元208年左右，可知张仲景不但能看到各医经家之论，而且能看到经方家各家之说。据医史学家范行准考证，现存《金匮要略》25篇262方的内容，为《汉书·艺文志》经方11家274卷缩影，张仲景把上述11家经方的精华，集中于《伤寒杂病论》中，故被誉为"众方之祖"。而这些原经方书虽相继亡佚，但其实质却被《伤寒杂病论》继承下来，保存于《金匮要略》之中。

再看现行《伤寒杂病论》一书，清·徐大椿指出："其方亦不必尽出张仲景，乃历代相传之经方也。张仲景则汇集成书，而以己意出入耳。"

肯定了张仲景方药乃历代所传。《金匮要略》所载内容，以五脏立论，首论脏腑、经络，然后以病为篇，广泛收载各类病证的治法方药，其所载内容如痹、疝、痉、五脏伤中、风寒热、金疮及妇人方、饮食禁忌等，以其对照《汉书·艺文志·方技略》经方11家记载，确实显示出一脉相承，为我们正确地研究古典医籍提供依据和参考。

还有不少学者考证后认为，《汉书·艺文志·方技略》所载经方11家医书中的《汤液经法》，即张仲景撰著《伤寒杂病论》参考的主要方书。晋初皇甫谧《针灸甲乙经·序》指出："伊尹以亚圣之才，撰用《神农本草》以为汤液……张仲景广论汤液为数十卷，用之多验。"皇甫谧与张仲景相差不过数十年，因而其所言"张仲景广论汤液"是可信的。《汤液经法》世传为伊尹所作，伊尹史载其善烹调，因而发明了"汤液"之法。《汤液经法》之小阳旦汤，即《伤寒论》桂枝汤。现《伤寒论》有大、小青龙汤、白虎汤及真武汤，在《汤液经法》中，四神汤方和大、小阳旦汤方皆具备，其方名所以不同，陶隐居曾释言："张机撰《伤寒杂病论》，避道家之称，故其方皆非正名也，但以某药名之，以推主为识耳。"元·吴澄《活人书辨·序》指出："汉末张仲景著《伤寒论》，予尝叹东汉之文气，无复能如西都，独医家此书，渊奥典雅，焕然三代之文，心一怪之，及观张仲景于序，卑弱殊甚，然后知序乃张仲景自序，而《伤寒论》即古《汤液经》，盖上世遗书，张仲景特编纂云尔。"吴氏从文字风格之更变，编纂特点上亦推理《伤寒杂病论》本源于《汤液经》。

近年来，马继兴等在敦煌医书中，又发现了《汤液经法》的一些佚方，为张仲景撰用《汤液经法》之说提供了一定依据。马继兴等认为："本书此节各方与张仲景著作相似，足以证明两者确实同源于《汤液经法》。"可以说《汤液经法》是《伤寒杂病论》的原始蓝本。

（五）《伤寒杂病论》与居延汉简、武威医简

居延汉简是20世纪30年代至70年代，在我国西北边陲居延地区出土的3万余枚汉代简牍。这些简牍是西汉至东汉中期汉王朝屯戍居延边塞军队的文书档案，其中记有疾病和医药的简牍近百枚。其内容真实地反映了当时多种疾病的临床症状和治疗方法，以及当时人们对这些疾病的认识水平。居延地处西北边塞，昼夜温差很大，尤其冬季气候寒冷，加之当时人们抵御寒冷的条件较差，因此简牍中有许多戍边吏卒因感受风寒而"病苦伤寒"，说明"伤寒"在汉代是一种主要的常见疾病，人们对伤寒的实质及临床表现已有了普遍性的认识。

　　"伤寒"名称出现的本身就对伤寒专著的产生提出了时代要求［孙子斌．从"居延汉简看《伤寒论》．甘肃中医，1993；（3）：14］。简牍中唯一一枚完整的方药简，即《居延汉简》八九·二○（甲五○九）：伤寒四物，乌喙十分，细辛六分，术十分，桂四分，以温汤饮一刀圭，日三夜再行。本方剂药物组成为乌喙（附子）、细辛、苍术、桂枝四药，剂型为散剂，服法"以温汤饮"，日三次，不汗出夜二次。用助阳散寒发汗的方法治疗伤寒病，无论是药物组成、服用方法还是叙述方式，都与《伤寒杂病论》有相似之处。可以看出《伤寒杂病论》是在汉代临证医学的基础上发展而来。而且，温热药的大量使用在汉代有一定的普遍性，这与当时的环境气候、体质等因素关系密切。

　　武威汉代医简于1972年在甘肃省武威县的一座汉代土圹墓中出土。为木质医药简牍，共92枚，题目为《治百病方》，属于医方札记，它包括治疗内、外、妇、五官等科疾病的医方30多个，用药约百种。据考证，医简可能是大约公元37年时耿将军的随葬品。由于其墓葬年代属于东汉早期，因此，与《伤寒杂病论》成书年代比较接近。对药物的应用，武威医简仍囿于《神农本草经》有关功效的记载，《伤寒杂病论》则通过配伍，扩大了药物应用范围，药物剂型由简牍的以散剂为主，发展到张仲景广泛使用汤剂，丰富了药物学内容。简牍32方中，散剂15方，膏剂8方，丸剂4方，汤方2个，而《伤寒论》中，散剂仅9方，汤剂约占全书方剂的80％，汤剂对提高药物临床疗效有很大作用，从药物的度量单位看，《伤寒论》较简牍更为完善，药物量取趋于统一，较简牍更为准确、规范。

　　武威汉代医简与《伤寒杂病论》成书年代较为接近，二者无论在药物的使用方面，还是药物用量及服法上，都有很大程度的可比性。它们之间表现出一定时期祖国医学发展的联系，或者说是在一定程度上反映了东汉早期与东汉末年中医学的发展状况。张仲景创造性地融理、法、方、药于一体，开辨证论治之先河，立同病异治、异病同治之法，使方剂学有了空前的发展和提高。考察其前的医学方书，多是罗列病症，然后写出方药，基本上属于验方的记录。在武威医简中也有最初的寒者温之、虚者补之，如医简中"治伤寒逐风方"及治"七伤"的内伤药物，均属早期辨证论治法则的具体运用。"治久咳上气，喉中如百虫鸣三十岁以上方"及"治久咳上气汤方"，属同病异治、异病同治之法，但都非常原始。而《伤寒杂病论》中张仲景用药，更加注重辨证审因，掌握疾病的发病机理，不是简单地以症状为用药依据，而是依据病机证候，精当化裁方药，处处体现了辨证论治的精神实质。同时,张仲景著作中对于中医基础理论的运用,如阴阳五行学说、脏腑经络学说、气血津液学说、辨证体系、病理治则等使用之丰富,理论之深刻,实古代其他方书所难企及。因此《伤寒杂病论》具备了医经、经方医书的双重特性,故而有别于其他古医方书。

综上所述,《伤寒杂病论》的成书,是仲景在继承前贤理论与临床经验的基础上,通过自身的医疗实践,予以发扬光大所致。而此书的问世,结束了以往医经家与经方家各是若说,始终顺旧的互不交融的状态,将理论与临床有机地结合在一起,从而奠定了中医临医学的基础,为后世中医学的发展,开拓了一条正确的道路。我们可以以四句话来概括《伤寒杂病论》的成就:"上朔岐黄,集先贤之大成;充实完善,补前人所未备;光大发扬,创自家之特色;下开来哲,奠千秋之伟业。"

从《伤寒论》的研究方法谈经方的临床运用

江西中医学院　　陈瑞春

过去的半个世纪,国内中医界对《伤寒论》的研究,可谓是百家争鸣,百花齐放,有力地促进了伤寒学术的发展,为中医学术的繁荣起到很好的作用。然而,就《伤寒论》的研究方法,经方的临床运用等问题,还是见仁见智,值得再讨论。笔者不揣浅陋,略抒己见,供读者参考。

一、关于《伤寒论》的研究方法

50多年来,对《伤寒论》的研究方法,既有传统的,也有新潮的。前者体现在文献整理上,著书立说,期望把《伤寒论》的种种学术问题进一步诠释,使伤寒之理越辩越明,他们的研究模式,和历代注家相同或相似,没有脱却"注解伤寒论"的圈子。可以肯定,这只是增加了许多位伤寒注家,虽不是原地踏步,恐怕也未能有什么新说,仅此而已。后者,新潮派,引进新说,希望借助新的学说、新的观点来解读《伤寒论》,诸如以"黑箱理论"、"控制论"、"分子生物学"等,运用最新现代科学理论来研究《伤寒论》,这部分同仁,用心良苦,其出发点是好的,可落脚点则是空的。看他们的第一篇文章,用"控制论"说伤寒,似乎很有道理,第二篇文章看上去就很吃力，第三篇文章，等了几十年，都未曾出世。可见用最现代的理论去解释两千年前的《伤寒论》，实在难以磨合，注定是难以深入下去的，也是不足取的。

还有一类研究者，完全是在实验室里寻找《伤寒论》的真谛，苦心设计模型，苦心观察数据，费时费力，结果是实验室里的兔子、老鼠点头了，可搬到临床上去运用，根本对不上号，不是那么一回事。这种用实验医学的方法来研究《伤寒论》，乃至研究中医的方法，过去50年没走通，今后50年也未必就能走得通。

笔者认为，沿引历史的传统方法，可以进一步理顺《伤寒论》的理论体系。借助任应秋先生在"各家学说"中的分类即可，不要再纠缠那些说不清楚的问题，诸如属于历史的考据"张仲景有无其人"，"张仲景做没做长沙太守"，"六经是内经的六经，还是汤液的六经"，等等，这些问题不值得耗费精力，就让它保持历史的原貌。从历史角度看，伤寒的注家数百家，还真没有权威注本，不像郭沫若先生研究甲骨文，炉火纯青，到了郭老手上，那结论是一锤定音。中医尽管有不少泰斗，可还没有能像郭老那样的权威，所以，涉及《伤寒论》中若干悬而未决的学术问题，只好让医史学家、文献研究者去整理。

至于新潮派的良苦用心，以及实验者的艰苦努力，回眸50年来的研究成果，真正能指导临床的不多，至少今天可以认为，此路不通，有点急躁冒进，原因就是研究方法有问题。50年来对中医的临床、教学、科研，几乎都是全盘西化，用国际象棋的游戏规则来取代中国象棋的游戏规则，《伤寒论》的研究亦莫不如此，所以成效甚微，甚至是适得其反，应当吸取经验教训。

二、《伤寒论》究竟该用什么方法来研究

如前所述，笔者认为，《伤寒论》的研究，乃至整个中医的研究应该与时俱进，引进新的认识理念和方法，结合现阶段的实际情况，开展对《伤寒论》（包括整个中医）的研究。

首先，笔者倡导"用经典指导临床，临床必须回归经典，把中医的学术统一到经典上来"的认识理念。目前，中医界的临床现状普遍比较混乱，尤其是用西医的量化规范来框定中医的辨证论治，使经典的指导意义逐渐淡化，临床疗效也无法评估。比如临床上，一个感冒病，拖延数日或十数日，不知为什么不好，病好了也不知怎么好的。因为临床治疗不分表

21

里，不辨寒热，不究虚实，一张处方包罗万象，看上去面面俱到，结果是事与愿违，越治病情越陷越深，所以应当倡导"用经典指导临床，临床必须回归经典"，这样才能规范中医的临床，并且强化了对经典的学习，经方也才能显示它的魅力。

其次，《伤寒论》《金匮要略》的方药，应当尊重仲景的本意，在临床上去求证。经方的每一个方都有其固定的病机、方规。如麻黄汤的解表发汗，桂枝汤的调和营卫，五苓散的化气利水，真武汤的温阳利水等等，这些方所主治的病，其病机是固定的，其方药是规范的，可以加减化裁，但不能无序拼凑，不然临床疗效是很差的。在实践中要注意有计划地去求证伤寒方、《金匮要略》方的疗效。比如《金匮要略》的当归芍药散方，原文只是说"妇人腹中诸疾痛，当归芍药散主之"和"男子腹痛亦可主之"。实际上当归芍药散在妇科临床中的盆腔炎、宫颈炎、子宫后倾腰痛、输卵管肿胀等均可用此方治疗，且疗效显著。甚至因肾结石积水引起的腰痛用当归芍药散也能起效。还有芍药甘草汤治平滑肌痉挛引起的疼痛，根据不同的病证，适当配伍其他药物，用之均有效。这种临床求证的工作，虽然做了不少，但系统的归纳、大样本又的观察还很不够，故必须有更多的医者参与之，大家来做经方的临床验证，想必对中医的规范化，会有很好的促进作用，整体提高中医素质，临床疗效也是指日可待的。

又其次，要用好经方，就必须全面掌握"六经辨证"，规范临床实践。六经辨证，它联系到脏腑、经络、气化等多角度、多层面的辨证关系，无论剖析任何一个病，都不能离开脏腑的生理病理……尔后，以八纲归类，以八法论治。

在《伤寒论》中的"六经辨证"，以三阴三阳为阴阳两大类，三阳以表热实证为主，三阴以里寒虚证为主。这种病理分析，在论中讲得非常透彻，只要能熟读原文，以原文本旨去辨析临床疾病，在分清表里寒热虚实的基础上，用八法论治，这一整套辨证施治的方法、程序，都是有条不紊的，在临证中也是有章可循的。比如外感风寒表证，掌握时机，适度用辛温解表法，或麻黄汤，或小柴胡汤等方的加减化裁，对外感表证，可以肯定地说，疗效是满意的。可是，当前临床上走弯路的太多，初起即以清热解毒，消炎抗菌，这样失表误表，引邪入里者的例子屡见不鲜。一个单纯的表证，弄成寒热夹杂，表里混淆者比比皆是，应当就这种时弊，大声疾呼，引以为戒。

再次，要用好经方，应做临床文献资料的梳理，做临床的大面积、大样本的观察和整理。几十年来临床上用经方不少，可真正从文献报导加以整理，还远远不够。经方的临床运用，目前到了什么水平？哪些方对哪些病有什么样的疗效？经得起统计学处理的有多少？这个底谁都说不出。因此，有必要对近50年的临床资料，作一个大盘点，把这个家当摸清了，下一步展开临床研究、实验研究，都有积极的作用，而且是必不可少的一步。

谈到临床大面积、大样本的研究，这一步是非常难的事，需要方方面面的大团队来完成。

临床研究大面积的铺开，大样本的收集，要有计划的开展，可以用一个方治几种病，亦可以几种病用一个方。经过临床治疗，取得疗效，有原始病历，有追踪观察，每个医者都参与，可以用西医的病名，用西医的各项生化实验、物理检查，作为判断临床疗效的依据，这样使拿出来的结论是科学的，也容易推广。比如说胃病，按西医的检查诊断，或胃炎，或浅表性胃炎，或萎缩性胃炎，或胃、十二指肠溃疡，这些确诊了的疾病，再按中医辨证，而后用经方治疗，并进行追踪观察。若能坚持10年，有一个庞大的临床网络，经方的临床运用必然会被广大中西医所接受。由此而产生的临床新药无疑会极大地丰富临床用药，真正达到中西医有机的结合，也为中医药走向现代化迈出可喜的一大步。

三、关于经方的临床运用

（一）辨识病机，不拘病名

《内经》云"谨守病机，各司其属"，说的就是要明辨病机。《伤寒杂病论》以六经辨证为纲，以脏腑辨证为目。临床认识疾病，以病机为中心，用八纲归纳，用八法辨治，形成了"先议病"的辨证思维方法。

所谓"病机"，就是疾病发生、发展的机理。它包含了病因、病性、病位，通过审证求因，以明辨病机，临床上有什么样的证候，必然会反映出相应的病机，病机与证候是统一的，因而才有临床辨证论治的原则性和灵活性，才有"同病异治"和"异病同治"的优势。临床上肾炎阳虚水泛而浮肿，心脏衰竭（包括肺源性心脏病、风湿性心脏病）水凌心肺的水肿，以及不明原因的水肿，只要病机是"阳虚水邪泛滥"，皆可用真武汤治疗。如此种种不同病证，用一个方"异病同治"的特点，正是辨析病机的精髓和优势。

临床实践证明"精辨病机，不拘病名"还是拓宽经方运用的关键。笔者常用五苓散治疗口渴饮水，小便不利以及尿多、遗尿、尿崩证，皆可以起到明显的效果。这几种不同的病证，其病机都责之于"膀胱气化不利"，故用五苓散主治。曾治一中年男子，口渴特甚，除外糖尿病，用滋阴药、泻火药均无效，后以五苓散获效。又如已婚已育的中老年妇女常有尿路感染，用诺氟沙星能控制症状，但不少病人，反复发作，如其尿意频急，舌苔白润者，用五苓散常常一剂知、二剂已。又如男性前列腺肥大，尿多至每晚七、八次，小腹坠胀，舌淡苔白，脉缓者，用五苓散缓解症状极快，或配合金匮肾气丸，近期疗效十分理想。再如小儿遗尿，每晚必遗，春夏秋冬，无一例外，虽补肺补脾，补肾收涩无功，而用五苓散加菖蒲、远志，温通心阳，化气化水，有的患孩一方而愈，且不反复。尿崩症是难治病，用五苓散看似隔靴搔痒，无济于事，其实不然。曾治一寇姓男孩，以五苓散研末冲服，已愈多年。

如前所述，辨识病机，不拘病名，是用好经方的关键所在。目前，中医临床现状，只认病名，不求病机，以至用西医的病名来套中医的病机，只要是炎症，一概用凉药；只要是激素水平低，统统用温肾药，如此中西医结合，实在是个误区，把中医精华的辨证思维方法，有效的方与药，都"现代化"了，能不说是遗憾吗？

（二）突出主症，参合佐症

"主症"就是主要症状。伤寒六经各有其主症，如太阳病"脉浮，头项强痛而恶寒"，"恶寒"就是太阳病的主症，如果不恶寒则不能称太阳病。其他如结胸证、痞满证都有各自的主症。"结胸正在心下，按之则痛"；痞满者"心下按之濡"。这里所列举的主症是辨证的主要焦点，是遣方用药的主要依据，既要在一群证候中突出地抓住主症，又要把主症的病机（包括病性、病位）辨析清楚。在抓主症的同时，又必须参合佐症，以期更全面地掌握主症，为立法遣方提供准确的临床依据。比如"正在心下，按之则痛"的小结胸证，其"心下按之则痛"非常明确，然而，必须参合其他佐症，如痰热互结的舌苔黄白相兼，或痰色黄白相夹，或胃脘肋胀痞，脉弦滑实等佐症，亦必不可少，也必须一致，才能用小陷胸汤治疗。笔者习用小陷胸汤合四逆散治痰热互结之证的胃脘痛，其主症是心下满，按之则痛，佐症是痰热互结，舌苔黄白相兼而腻，或胃脘及胸胁胀痛。曾治一男子，年26岁，因春节饮酒过度，引发胃脘胀痛，口苦舌红苔黄腻，大便不爽，脉弦实。疏方：柴胡10g，白芍15g，枳壳10g，郁金10g，法半夏10g，川黄连6g，瓜蒌壳15g，炙甘草5g。水煎后分两次服，每日1剂。上方服3剂症状消失，又服3剂痊愈。本方合清热化痰、疏泄肝胆为一体，是治疗胃脘痛的良策。

主症和佐症，在一定的意义上说，没有孰轻孰重之分。虽然主症是判断疾病的焦点（多数是病位），而佐症往往也是定乾坤的要素（多是病性、病势）。只有两者结合，才能辨明病机，不能忽视。在《伤寒论》中很少提舌苔，其实舌苔就是重要的佐症，尤其是消化系统的疾病，舌苔往往就是决定用什么方药的关键。比如半夏泻心汤"心下痞，按之濡"的痞满是主症，然而舌苔必须是黄白相兼而腻（或薄腻或厚腻）才能用本方调和寒热，否则非但无效反而助热化燥。又比如炙甘草汤证是阴阳两虚，其主症是心动悸，脉结代。如果是舌少苔，舌质红，决不可用，必定要舌淡苔薄白，才能用是方。因为舌红少苔，心动悸，脉结代，是阴虚之证，如此时用参桂姜枣之温通心阳药，岂不是火上浇油助内焚吗？同样，桂枝甘草汤之治心悸欲得按，其主要佐症舌象也必须是舌体淡，苔薄白润，不然亦可导致助阳化燥之弊。曾治张姓男，67岁，经常胸闷、气短、心慌、期前收缩，严重时心前区痛、冒汗、手足冷。西医确诊为"冠心病"，用西药多时，疗效不稳定，经常反复。诊察可见，面容青苍，神态疲惫，胸闷气短不足息，心慌惊悸，夜梦不宁，时有胸闷憋醒，不能安睡，遇阴雨天胸闷更甚，血压偏低，其他正常。舌淡白润，脉缓间歇（期前收缩频发）。本病属心阳不足，气虚胸痹，拟用益气通阳法治之。处方：生黄芪30g，党参15g，桂枝10g，炙甘草15g，瓜蒌壳10g，柏子仁10g，橘络10g，生龙牡各15g，远志10g，浮小麦30g。每日1剂，久煎两次，分服。患者服药后精神倍增，胸闷已平，气息均匀，心不慌，夜安睡，诸症悉减。守上方或合瓜蒌薤白半夏汤，或合黄芪防己汤，或加郁金、香附、丹参等以上基本方作适当加减。经治多年，病者已年近八旬，身体健康，一切良好。本案益气通阳治冠心，与重用或单用活血化瘀之比较，差异何在，留给读者去玩味。

笔者视舌苔为《伤寒论》中的重要佐症，是有道理的。根据"舌苔以候胃"的原则，尤在泾说："舌之有苔，犹如地之有苔，湿热氤蕴也。"说明消化系统的疾病，观察舌苔是必不可少的佐症。而《伤寒论》中又恰恰论舌苔甚少，这应结合温病学家所提示的舌苔，《外感温热论》对舌苔论之甚详，《温病条辨》也多有论及，参合两者之长，弥补伤寒之不足。

如上所及，佐症除看重舌苔之外，还应全面参合。比如痞满证，伤寒原意是"腹胀满，但气虚耳"。这虽指出了病位、主症，但佐症不明，不能凭"腹胀满"即用半夏泻心汤，应全面搜集其他佐症，一是舌苔，必须是黄白相兼而腻（或薄腻或厚腻）；二是腹症，有脘腹痞满，肠鸣气滞；三是大便稀软或溏而不爽。这三者全面反映出消化道寒热并存、气机阻滞的全貌，用半夏泻心汤，辛开苦降，调和寒热是药证合机，疗效自然是好的。由此可见，在主症明确的前提下，参合佐症，使之更全面准确的辨证，更恰当的提出治疗方药，是颇具临床意义的。

（三）确定病位，落实脏腑

伤寒六经辨证对病机的定位，是落实在脏腑（包括经络、气血、津液）之上的，有实质可循，而不是臆想的。但是中医辨证的疾病定位，是按照整体观的思维方法而全面定位。比如，临床上有的胃病从肝治，有的肺病从肾治，有的眼病清肺热，有的牙病泻胃火……看起来不可思议。其实，这就是中医的脏腑相关理论的具体运用，它体现了整体观的方法论，是中医辨证论治的优势，是传统的中医特色。

目前，临床实践中对疾病的定位，大多数医者沿引西医的病名来套中医的定位。比如胃脘痛，在中医看来要分别寒热虚实的病性，定位属肝属脾，因而在治法中有脾胃虚寒、胃中实热、肝郁犯胃、肝火犯胃等等，用药因证而异，标本兼治，非常灵活，疗效亦相对较好。西医的胃炎（包括萎缩性胃炎、慢性胃炎、胃窦炎等），用药比较单一，且西药只是着眼于胃，而不去考虑相关脏腑，疗效不甚理想。中药的选择范围很大，如四逆散、朴姜夏草参汤、小建中汤、理中汤、半夏泻心汤、乌梅丸、黄连汤、吴茱萸汤，以及后世的平胃散、木香顺气丸、沙参益胃汤、六君子汤等等，所有这些方都能用于胃炎，而且每一个方既考虑其脏腑相关，又可对每一个方进行必要的加减化裁。这样，在辨证中可以做到左右逢源，变化无穷，充分体现了整体统一的辨证思维方法的优势。曾治一男，50岁，胃脘痛多年，服用多种西药，除能暂时止痛外，均未能取得巩固的疗效。诊察所见，病者胃脘及两胁疼痛，腹胀气滞，喜温喜按，喝热饮痛减，大便稀软，舌淡润，苔薄白，脉缓而弦。此属肝胃虚寒，气机阻滞。处方四逆散合良附丸加味：柴胡 10g，白芍 10g，枳壳 10g，炙甘草 5g，高良姜 10g，香附 10g，白术 10g，厚朴 10g，广木香 10g，郁金 10g。每日 1剂，分两次温服。药后疼痛缓解，3 剂痛平，又 3 剂痊愈，半年多未反复，近期显效。本案病位在肝胃，病性属虚寒，用四逆散疏肝和胃，良附丸温运行气，复加白术、厚朴、木香助良、附之温，配郁金疏肝。组方的全局，照顾脏腑之间的协调，寒温并用而不悖，故能较理想地取得疗效。笔者认为，伤寒辨证，把千差万别的疾病，按脏腑定位，从整体认识病机，据此立法遣方，治疗手段十分丰富。

如上所述，疾病以脏腑定位之后，还应定性，即分清阴阳表里，寒热虚实。《伤寒论》为八纲定性奠基，《医学心悟》为八纲正名，这是学术发展，历史的必然。六经辨证，首论阴阳，继则分表里先后治则，审寒热虚实，为疾病的治疗提供了一个层次分明的诊断依据。《医学心悟》"阴阳表里寒热虚实辨"，整理归纳，延续伤寒本旨，使八纲分证日趋完臻。然而，目前的临床实际状况是只认病名，不管病性。比如市场上治感冒的中成药，大多数都是消炎、抗病毒，一派寒凉之药，与中医治疗感冒发散风寒、透邪外达的治法背道而驰。再则，治咳嗽药，全是辛凉润肺的糖浆，对咳嗽不中的，对风寒咳嗽郁遏有加，如此用中药怎么能正常发挥中药的疗效，没有疗效的中药能促进中医的发展吗？这样的"现代化"除了把中医药化为乌有，别无可取之处。在此，有必要呼吁，有识之士，有志于中医者，尽快回到传统的、正确的中医轨道上来！

（四）深究方规，抓住主方

经方的方规，非常严谨，又非常灵活，可谓严而不死，活而不乱，故有"群方之冠"的美誉。什么是方规？方规就是方剂自身组合的规律。经方如此，时方亦然。前人讲究君臣佐使，在处方中突出主药、辅佐药，以明其组方规律，这种探求方法并未完全揭示方规的内涵。笔者认为，经方的方规，是以病机为基础，有它的特定规律：一是药物的性能；二是药物的主治功用，两者必然是一致的。如小柴胡汤的组合，柴胡、黄芩是肝药；党参、半夏、甘草、姜枣是脾胃药，全方共奏疏肝理脾，调和营卫之功，是治肝胆脾胃不和、营卫失调之代表方，其组织严密，药味精炼，主治明确，一目了然，为后世和解剂奠定了基础。

然而，真正要掌握好方规的基本规律，指导临床运用，还必须在实践中探索和验证每一个方规与病机、证候的内在联系，严密剖析，才能用好用活。比如，当归四逆汤即桂枝汤加当归、细辛、通草，变桂枝汤调和营卫为温通血脉，治寒凝血滞之方。笔者曾治一室女痛经，疗效称奇。患者年19岁，自发育时起，临经必痛，渐次加重，每次月经临潮，痛至经血基本干净，痛始缓解，卧床不起，少腹冷痛，身寒蜷缩，脉细欲绝，舌淡苔白润。前医以逍遥散、桃红四物汤、胶艾四物汤、温经汤等经治多时未能取效。就诊时除见其痛经之外，伴全身虚寒，面色青苍，脉细欲绝，诊为寒凝血滞，肝经虚寒。以当归15g，白芍20g，桂枝10g，细辛3g，炙甘草5g，通草6g，生姜3片，大枣3枚（本方有无生姜的问题，曾撰文讨论过，笔者是主张应有生姜。另通草与木通，古人均为通脱木，临床习惯利水用木通，通络用通草）。每日1剂，水煎分两次温服。药后疼痛立止，照常工作而未卧床。此后每月经临即服上方3～5剂，经4个月的治疗痊愈，多年顽症，一方而终。本方治痛经、治冻疮、治席汉症（配当归生姜羊肉汤）、治脉管炎（配四妙勇安汤）都有可靠的疗效。

深究方规，目的是发展经方的运用，在临证中去认识和发现经方的奥秘，从而去完善经方的方规，这是提高临床疗效，充实医者经验的有效途径。比如真武汤以附子、茯苓、白术为主，温阳利水，主治脾肾阳虚，水邪泛滥。临床上肾炎水肿、心源性水肿、甲状腺功能减退等，以及不明原因的水肿，均可以本方主治，取得明显疗效。但水肿消退后气虚疲惫之证难以恢复，几经实践，摸索到重用黄芪，可以弥补其没有补气之不足。真武汤温阳利水，加参芪益气，整个方规是益气温阳利水，较之单纯的温阳利水显著不同。再如半夏泻心汤，辛开苦降，调和寒热，主治心下痞硬之痞满证。从其病机看，形成痞满，因为脾胃湿热阻滞，气机不畅。但方中缺少行气药，如能在原方中加枳壳、厚朴、木香之类行气药，则使辛开苦降，调和寒热，行气消痞有机地融为一体，依证候、病机、治法都是合拍的，临床疗效足资证明。如果能够在实践中对每一个方都能反复验证、细心揣摩，不断完善方规，必然使伤寒方的临床疗效明显提高。

诚然，深究方规，抓住主方，发展经方的运用，还有诸多事例，其种种道理就留给读者去品味和评论。

（五）化裁经方，扩大运用

经方运用应本着"师其法，不泥古"的精神，进行必要的化裁，才能运用自如。对经方能不能加减，历来都有争议。有的学者认为，经方是不能变易的，即使用药分量，也是原方不变，视为"金科玉律"，倘若对经方进行加减，药味作了变动，就是"离经叛道"。另一部分医家则与之相反，认为经方应随证加减化裁，证有变方亦变，并认为仲景制方就是随证而设，随机应变。如桂枝汤一方化裁出20多个方，可见其灵活性。笔者认为，前者视经方的严谨，药味精炼的规范性，执定经方不能加减，似有食古不化之嫌；后者从实际出发，因病因人而异，延伸经方的运用，辨明证治，是活用经方的典范。吴鞠通有句名言："人之所病，病病多；医之所病，病方少。"说明医者之不足，正是方药变化太少，难以适应多变的疾病。所以，认定经方应当化裁，根据疾病的变化而加减，是扩大经方运用的有效途径，符合临床实际。

下面从不同角度就经方化裁，相关运用分述举例。

1. 经方本身的化裁

桂枝汤本为治表虚营卫不和之主方。随着病机的变化，如寒邪所束，经气不舒，项背强汗出恶风，桂枝汤加葛根，此方治"落枕"，疗效颇著。治颈椎增生症，加生黄芪、姜黄、秦艽之类，亦能改善症状。若虚喘病人，肺气不足，以桂枝汤加厚朴、杏仁，独擅其功。如风湿相搏，身体疼痛，桂枝汤加附子，虽属风湿类证，但风寒湿痹而偏阳虚者，此方亦有可用之处。同时，本方治阳虚身寒，用之亦可取速效。论中寒热如疟，一日二、三度发，或身痒不能取小汗出的桂枝麻黄各半汤，临床用治荨麻疹及皮肤瘙痒症均能获效。如发汗后，心动悸用桂枝新加汤，以及太阳病下后大实痛的桂枝加大黄汤等都是太阳表虚证方的权宜变化，使桂枝汤的运用扩展到许多杂病范围。

此外，以桂枝汤变动较大的如小建中汤、当归四逆汤等，虽方名改变，病机未变，但桂枝汤的原意并未改变，而其功用主治，则有别于桂枝汤。可见仲景用方的随机性是十分灵活的。

《伤寒论》中的小柴胡汤，用途广，变化多，如大柴胡汤、柴胡加龙牡汤、柴胡桂枝干姜汤、柴胡加芒硝汤、柴胡桂枝各半汤、四逆散等，这些方药无一不是以小柴胡汤为基础化裁而成。笔者在实践中还探索到以小柴胡汤为基础化裁的有柴胡陷胸汤、柴胡泻心汤、柴胡五苓散、柴胡白虎汤、柴胡龙牡合甘麦大枣汤、柴胡合酸枣仁汤等等。上述桂枝汤与小柴胡汤的权宜化裁，在辨证的前提下，方随证变，在理论上和临床上都是十分中肯的。由此可见，经方的化裁，是发展经方的运用，并非是越了雷池，足知仲景用心良苦。

2. 经方与时方合用

经方与时方合用，互相补益，增强疗效，扩大用途，是提高临床疗效的有益之举。兹择常用的方药，举例如下：

（1）桂枝汤合玉屏风散

两方合用不做加减，治营卫不和的表虚证，变桂枝汤调和营卫为补气疏风、调和营卫；桂枝汤合补中益气汤，补益肺气，调和营卫。两者均可治虚人外感，是伤寒汗法的重要补充。前者营卫不和，气虚夹风；后者营卫不和，肺气不足。两者有气虚孰轻孰重之分，都是治体虚感冒、肺气不足的良方。

（2）桂枝汤合二陈汤

治表虚营卫不和兼有湿痰，以桂枝汤调和营卫，以二陈汤理气化痰，与论中桂枝加朴杏汤有异曲同工之妙，一者以喘为主，一者以痰为主。

（3）桂枝甘草汤加党参、黄芪合瓜蒌薤白半夏汤

治心动悸、期前收缩、房颤等胸痹均有较好的疗效。

（4）芍药甘草汤合四妙散加味

治风湿热痹，屡见奇功。芍药甘草汤柔筋止痛，活血而不壅滞，合四妙散清湿热，治腰以下的肢体疼痛，浮肿（包括腰椎间盘突出、腰椎增生、脊椎强直症、坐骨神经痛、膝关节肿痛等，凡腰以下的湿热痹证），笔者运用此方治湿热痹症近30年，随证加减，疗效甚佳。

（5）芍药甘草汤合四金汤（郁金、鸡内金、金钱草、海金沙）

治疗尿路系统结石，不论是肾内，还是输尿管，抑或是膀胱，都能起到排石的功能。究其机理，以芍药甘草汤柔筋缓急止痛，以"四金"排石，少则服1~2个月，多则3~5个月，一般都可收到预期之功效，且无副作用，但对胆道排石不理想。

（6）四逆散合良附丸

是治胃脘痛之首选方，四逆疏肝理脾，良附散寒止痛，对脾胃不和，寒凝气滞者有效。临床用治胃溃疡、十二指肠溃疡、胃炎、浅表性胃炎都有较好的疗效，个别萎缩性胃炎亦可取效。无论何种胃病都会波及于肝，胃病治肝，是中医辨证论治的特点，充分体现脏腑相关学说的临床意义。

（7）柴胡二陈汤

即小柴胡汤合二陈汤，凡慢性支气管炎病者感受风寒，具有恶寒发热之表证，又有咳喘痰多者，用上方外可疏风解表，内可化痰蠲饮。如寒痰甚者，尚可加干姜、细辛、五味子以加强温肺化饮之功。

（8）柴胡平胃散

即小柴胡汤合平胃散，凡夏季感寒外有表证，内有脾湿，或腹泻便溏，尤其对现代的"空调病"，用治多验。四时感冒而胃肠不和者皆可权宜用之。

（9）柴胡温胆汤

即小柴胡汤合温胆汤，从方规看表里不和，肝胆不和，胆胃湿热，痰热互郁等，用本方颇具功效。凡临证所见，心悸烦惊，烦躁失眠，精神抑郁，痰热内扰，更年期综合征等多种疾病，以此加减，疗效显著，运用范围甚广。

（10）柴胡四物汤

即小柴胡汤合四物汤。仲景有表证恶寒发热，经水适来与经水适断用小柴胡汤调和表里以透邪外达。笔者认为仲景所出三条原文，就是妇女经

期感冒，用小柴胡汤调治有效。但据月经动血又兼发热恶寒的病机，无疑应当凉血养血，故加入四物汤（生熟地、赤白芍、丹参或当归、川芎），热甚者加知母、丹皮、赤芍，对经期感冒血分有热者，用之多验。

（11）柴胡五苓散

即小柴胡汤合五苓散合用，治黄疸肝炎，病机为肝胆脾胃湿热，表现为脘腹痞胀，纳差呕哕，身目发黄，大便稀溏，小便短少，舌苔厚腻，脉缓弦等（转氨酶高、黄疸指数高），是急性黄疸型肝炎的最佳选择。

以上所述，是用好经方必须掌握的几个关键问题。然而，真正探索经方的奥秘，还应当深入读好《伤寒论》，对论中纲领性条文、辨病机、辨主症、鉴别诊断等条文，以及所有"某某汤主之"的条文，一定要从正面、从反面了解条文精神，在学中用，在用中学，临床上能坚持非经方不用，有这么一番工夫，必将会登仲景之堂，成为新一代仲景传人是可望而又可及的。

传承经典，回归临床，弘扬仲景医学
——论仲景医学的特色、优势与创新

南方医科大学 喻方亭

当前"中医药学"恰逢最佳发展机遇，面临全球新挑战。我们要贯彻落实中央政治局委员、广东省委书记张德江同志关于"广东要建设中医药强省"的批示，更好的发挥"中医药学"的特色和优势，提高"中医药学"教学、医疗、科研水平与科技开发实力，加快培训21世纪中医优秀临床人才，造就新一代名中医。我今天演讲的题目是"传承经典，回归临床，弘扬仲景医学"，从仲景医学的特色、优势与创新三个方面论述如下。

一、传承中医特色，重读四大经典，稳固中医根基

（一）中医宝库，宪法保障，国家重视

20世纪50年代，毛泽东主席高度评价中医药的科学性、中医药学对人类的伟大贡献。肯定中医药学的科学性和伟大贡献是毛泽东为中医学发展提供了坚定的政治保障。在当前世界上有些国家的传统医学已经衰落，而中国的传统医学在回归自然的大潮流中日趋兴旺，独树一帜，这充分体

现了中医药学具有强大的生命力。20世纪80年代以邓小平为首的党中央指示："中医不能丢"。20世纪90年代以江泽民为核心的党中央把"中医、中西医结合、西医，同时并重，共同发展"的方针写入《宪法》，中医受到国家《宪法》保障。21世纪初以胡锦涛为核心的党中央领导，于2004年3月14日第十届全国人民代表大会第二次会议通过了《中华人民共和国宪法修正案》，其中第21条称："国家发展医疗卫生事业发展现代医药和我国传统医药……保护人民健康。"2003年颁布了第一部《中华人民共和国中医药条例》。

广东省第九届人民代表大会常务委员会第十七次会议通过《广东省发展中医条例》，条例第三条："各级人民政府必须贯彻中西医并重的方针，把发展中医事业纳入国民经济和社会发展计划及区域卫生规划，并将发展中医事业经费纳入财政预算，逐步增加投入，保障中医事业的发展。"条例第四条："积极利用境外资金和捐助发展中医事业。"张德江书记关于"广东要建设中医药强省"的批示是"科学发展观"的具体体现。邓铁涛老教授在座谈会上激动地说："1999年我曾写'21世纪是中华文化的世纪，是中医药腾飞的世纪'，我的题词看来不是一句空话，是可以实现的。"广东能走在前面，可以担当起这个责任，要培养一批"铁杆中医"。我认为"铁杆中医"即60字训：勤求古训，博采众方，平脉辨证；精读经典，稳固根基，传承特色；上疗君亲，下救贫厄，大医精诚；坚持临床，发挥疗效，拓展优势；中西结合，衷中参现，科学创新。

（二）宝库精品、经典特色

1. 经典的含义

"经典"是指"在一定的时期，一定的阶层（范围）中，人们公认最重要的有指导作用的著作"（《辞海》上海辞书出版社1980年8月第1版第1164页）。例如：《孙子兵法》，中国军事经典原著。在当今世界，大多数西方国家的军事院校如美国西点军校，20世纪90年代将《孙子兵法》作为军校学生的必修课；美国海军陆战队人手一册《孙子兵法》；2000年在美国军队中成立"全美孙子兵法研究会"（中新网2000年10月26日）。中国国防大学防务学院2004年8月6日正式成立，该学院建立一套既可与国际同类名校相媲美，又具中国特色的课程体系，比如深受外军学员欢迎的"孙子兵法"，以及"中国的改革开放经验"等课程。中国军方对外培训与国际接轨开设《孙子兵法》课，《人民日报》报道说：这标志着解放军对外培训工作与国际通行惯例接轨，对外培训事业实现历史性飞跃（中新网

2004 年 08 月 06 日）。试问，有谁会因为《孙子兵法》产生于两千多年前的古代中国，而无视其不朽的科学价值呢?!

中医药学有着近两千多年的历史，在医疗、康复和保健方面有独特的优势，中医经典原著也有其不朽的科学价值！中医四大经典原著《黄帝内经》《伤寒论》《金匮要略》《温病学》是"中医药伟大宝库"中的精品。进入 21 世纪，中医四大经典万万不可丢弃，应当努力继承，加以提高，实现中医科学化、中医现代化。中医对外培训与国际接轨，也应该开设《中医临床经典学》《中医经方治疗现代病》等中医临床经典特色课程，让世界医学与中国现代中医临床经典学接轨，弘扬仲景医学，实现中医仲景医学全球化。为人类健康再作贡献，造福世界各国人民。

2. 中医经典课教学现状

1997 年 6 月国务院学位委员会（原国家教育委员会）颁布《授予博士、硕士学位和培养研究生的学科、专业目录》对中医专业研究生招生目录进行较大的修订，并决定将《伤寒论》、《金匮要略》、《温病学》三门学科（简称"三大经典"）组成《中医临床基础学》（属于中医学二级学科）后，全国对中医经典课与《中医临床基础学》认识不统一。全国展开热烈讨论，召开了两次专题研讨会，有人认为是基础课，有人认为是临床基础课，有人认为是桥梁课，有人认为是临床提高课。

全国中医院校在科室归属上出现严重混乱，有的将《中医诊断学》纳入《中医临床基础学》中，有的撤销原《伤寒论》《金匮要略》《温病学》，合并到《中医诊断学》教研室中，改为《中医临床基础学》教研室。《伤寒论》《金匮要略》《温病学》三门学科的教医研与发展受到严重影响。

我提议：将《伤寒论》《金匮要略》《温病学》合并，名为《中医临床经典学》。喻方亭教学论文《设立"中医经典临床学"的建议》被国家中医药管理局采纳，于 2002 年 8 月设立中医临床经典学（学科分类 02-01）。

按照现代中医学教育"三段法"划分：前期为基础课，主要学习《内经》原著、《中医基础学》等；中期桥梁课，为《中药学》《方剂学》《中医诊断学》等；后期临床课，为《中医临床经典学》《中医内科学》等各科课程。

3. 中医四大经典新划分

中医经典理论学——《黄帝内经》

中医临床经典学——《伤寒论》《金匮要略》《温病学》

4. 新设《中医临床经典学》课目

《伤寒论》《金匮要略》《温病学》历代就是中医临床学，指导《中医

33

内科学》《中医外科学》《中医妇科学》等临床各科，为了与《中医内科学》等现代教材相区别，把《伤寒论》《金匮要略》《温病学》合并，新设《中医临床经典学》课目。以经典教材《中医临床经典学》指导中医内科临床学习。

《中医临床经典学》不同于《内经》《难经》《神农本草经》《本草纲目》等中医古典原著，也不同于《中医方剂学》《中医诊断学》《中医内科学》等中医现代教材。《中医临床经典学》与《中医内科学》等同属中医临床学二级学科；"全国仲景学说专业委员会""全国中医内科专业委员会"同属二级学会；《伤寒论》《金匮要略》《温病学》回归临床，归属中医临床课程，对现代中医内、外、妇科等临床各学科均有指导作用。"经方"治疗常见病多发病有效；对现代疑难危重杂病救治屡见奇效。如20世纪50年代，《伤寒论》之白虎汤治疗流行性乙型脑炎取得良好效果。21世纪之初，《温病学》卫气营血辨证与经方救治现代新疾病SARS病有效。中国科学技术信息研究所中医药发展战略研究课题组的杨巨平研究员说：中医药治疗SARS的实践经验证明了中医药在应对紧急突发公共卫生事件中的重要作用和优势。据统计，截至2003年7月，全球SARS病例总数为8422例，其中中国内地5327例，香港地区1755例。全世界SARS的病死率平均为11%，中国台湾为12.5%，香港和新加坡为17%，中国内地为7%。SARS最早发生的广州，其病死亡率还不到4%，其原因就在于中医药的早期、广泛介入。更有说服力的另一组数据是西医治疗1例SARS病人的平均花费是10万元，还有可能引起其他的并发症。而中医治疗SARS较西医治疗费用要少得多。

在2003年防治SARS的斗争中，中医药显示出特色和优势。强调以人为本，强调"天人合一"，人与自然协调发展。因此，在公共卫生体系建设中，中医药有充分发挥作用的空间。

当今人类"返璞归真"、"回归自然"思想潮流的影响下，中医药面临新的发展机遇。中医药界应顺应当代人类"返璞归真"、"回归自然"的美好愿望，抓住时代的机遇，遵照国务院副总理吴仪2006年全国中医药工作会议上的讲话精神，重视中医药发展战略研究，加强中医药科技平台建设，积极探索中医药发展建设的新模式和中医药科技管理的新体制，明确今后一个时期中医药现代化的发展方向、思路及战略目标，让中医药学真正走出国门，走向世界。

"中医是科学"已经成为一个不言而喻、毋庸置疑的命题。事实上，中医的理论和方法与近、现代科学理论和方法存在着许多本质的不同，甚至不可通约。中医存在和发展的理由恰恰在于其与近、现代科学的不同，正是其差异性构成了对包括生物医学在内的近、现代医学的挑战。我们呼吁以历史的实践为准则，重新发现和认识中医，而这样做首先应对被20世纪遗忘了的中医人文传统和中医四大经典著作重新进行挖掘整理和重建。并实施科技兴业、人才强业战略，促进中医药事业健康持续发展。

二、仲景医学：中医临床学典范

仲景医学是东汉·张仲景著《伤寒论》、《金匮要略》（《伤寒杂病论》）中整体观念、辨证论治与理法方药融会贯通的诊断与治疗学术体系。其内容包括：《伤寒论》《金匮要略》的医史文献、版本及教学法研究；历代《伤寒论》、《金匮要略》注家的学术流派及学术思想研究；仲景医学的基本理论、进展与展望；仲景理、法、方、药、护的临床应用；仲景理、法、方、药、护的实验研究；仲景方药的新药开发及剂型研究；经方治疗疑难杂病的临床与实验研究；现代名老中医运用经方的临床经验总结；仲景方药治疗现代新发现疾病的研究。

仲景医学具备三大特点：①指导思想为整体观念；②理论基础为脏腑经络；③诊疗体系为辨证论治、理法方药。

早从我国唐代起，《伤寒杂病论》就定为医师必考的课目之一。是历代中医师必读古籍，临床必备医书。华佗喻为"活人书"。是我国现存最早一部较完整系统的临床医学专著，是中医临床课，为历代医家所尊崇，尊张仲景为"医圣"、誉（经方）为"方书之祖"、"医方之经"治疗杂病之典范。北京著名老中医岳美中教授是现代经方派大师，1956年岳美中教授给全国首届西学中班、中国中医研究院内科研究所的高级西医大夫讲授四大经典，用的课本是清·尤在泾《金匮要略心典》。陈可冀院士当年听其课并跟随岳老门诊，岳美中教授曾对陈可冀说："要背诵和精读仲景书，不可安于小家书；辨证要有胆有识，思虑宜细。"陈可冀随岳老门诊临证抄方，岳老几乎无日不用《金匮要略》医方者。我1965年考入湖南中医学院，受益于我的启蒙老师——谭日强院长的教诲。余曾跟随谭院长无论是门诊为民看病抄方，还是随谭老特邀为高干会诊治疗，谭院长要求我先背经方，多以《金匮要略》方随证略加1～2味中药治疗屡见疗效。《金匮要略浅述》是恩师毕生医疗经验总结，书中医案，40年后的今日再阅，吾有身临其境之感。先师谭日强院长的教导常在耳边回响："学中医不可不读

《内经》《难经》《伤寒》《金匮》，只要学有渊源，才能根深蒂固、枝叶茂盛、硕果累累。"

《伤寒论》和《金匮要略》是全国高等中医药院校本科生的两门必修考试课目。1979 年以来，又是培养中医硕士、博士研究生高级人才的两项中医专业课。21 世纪初被国家教委规划为"中医临床基础学"，增设"中医临床经典学"科，与"中医内科学"等学科并列，同属中医学二级学科；"中华中医药学会仲景学说专业委员会"与"中华中医药学会中医内科学专业委员会"等学科学会并列同属中医学二级学会（仲景学说专业委员会改为仲景医学专业委员会更妥）。

20 世纪 80 年代，仲景医学已经走出国门，面向世界。最近 20 年日本对仲景学说（汉方医药）研究，从过去只偏重对单味生药的研究，开始进入对复方和中医经方的综合研究；近年日本又因发生"小柴胡事件"，从中吸取教训，开始注重仲景学说理法方药的整体综合研究。日本西医界人士对汉方医药研究十分重视，并给予很高的评价。武见太朗先生（日本西医界元老、全日本医师会会长、世界医师会会长）说："汉方医学对人是整体观、西医学是着眼于脏器。因此，汉方医学是东方人独特的人类观、生命观，是讲究治疗疗效的。"绪方知朗博士说："我读过几本汉方医学古典医籍，引起我研究汉方医学的兴趣，因为它的价值太大了。"

学习《伤寒论》《金匮要略》原著和研究仲景学说是 21 世纪全球中医热的第二个热点。日本、澳大利亚等国家，邀请国内经方派大师讲学；东南亚各国学习《伤寒论》《金匮要略》原著；马来西亚中医学院邀请广州中医药大学讲学；新加坡中医学院邀请上海中医药大学讲学；新加坡中医院邀请北京中医药大学刘渡舟讲学并门诊。国外用经方治疗现代文明病已见效。日本稻村正治先生 2000 年的论文题目"21 世纪确立真的人间医学和张仲景学说"。21 世纪仲景医学研究，突出其理论特色、发挥其临床优势、显示其创新成果。

三、临床疗效优势：经方治疗现代病

（一）中医要发展关键在教育

教育的关键：一是有中医特色，二是有中医临床疗效优势的医院。

广东建设中医药强省，必须把培养优秀中医临床人才为重点的中医药教育摆在优先发展战略地位。首先在继承上下工夫，在中医院启动"再读书工程"，把中医四大经典当必修课。对《伤寒论》、《金匮要略》、《温病条辨》等经典著作的学习不仅仅是在教室学习，重要的是在医院学习和临床应用得好，要在临床摸爬滚打中学习、理解、继承、创新、发展。中医之振兴靠人才，而要成为中医之栋梁之才、"铁杆中医"，不仅要学习古汉语、近代史、哲学，还要学习和掌握现代科技知识（包括现代医学）；还要经常温习中医经典著作，还要坚持中医临床实践。提倡中西医结合，但是必须衷中参西、衷中参现。

（二）应用经方治疗现代病

本人从事《金匮要略》的教学、医疗、科研及其新药研制工作35年，现就用《金匮要略》的理法方药为理论指导、以经方为主研制的几种新药治疗现代疾病的临床应用体会，简述如下：

1. 胃、十指肠溃疡病——生胃宁片（黄芪建中汤加减）

辨病：胸痹、虚劳里急、胃脘痛。

辨证：肝郁脾虚夹湿、夹瘀证。

治法：疏肝解郁，健脾益气，祛湿活血。

组方：黄芪20g，白芍15g，炙甘草15g，桂枝10g，丹参10g，大腹皮10g，元胡10g，生姜10g，乌贼骨10g，云苓15g，大枣10枚，蒲公英10g，加适量呋喃唑酮片，甘珀酸粉，双醋酚酊粉。

2. 急、慢性胃炎——三九胃泰冲剂（小建中汤、四逆散加减）

辨病：胃脘痛。

辨证：肝胃不和，脾虚湿困，湿热中阻，气滞血瘀证。

治法：疏肝解郁，健脾益胃，行气止痛，祛湿活血。

组方：三亚苦10g，云苓15g，白芍15g，九里香10g，生地15g，丹参10g，广木香10g，两面针10g，炙甘草10g，黄芪20g，连翘10g，蒲公英10g。

3. 输血传染性病毒性肝炎（TTV）——养肝降酶丸（茵陈五苓散加减）

辨病：温疫、湿温、肝郁、黄疸病。

辨证：湿热疫毒，气滞血瘀，肝郁脾虚证。

治法：清热祛湿，解毒化瘀，养肝健脾，降酶退黄。

组方：茵陈10g，栀子10g，生大黄10g，泽泻10g，白术10g，赤白芍各15g，黄芩10g，虎杖10g，五味子10g，黄芪15g，垂盆草15g，等。

4. 冠心病——胸痹心痛

原文："师曰：夫脉当太过不及，阳微阴弦，即胸痹而痛，所以然者，责其虚也。今阳虚知在上焦，所以胸痹，心痛者，以其阴弦故也。"（《金匮要略》九·1）阳微阴弦、责其极虚、以其阴弦故也。高度概括了"胸痹心痛"（冠心病）的发病机理。

历代医家对"阴弦"的看法基本一致："阴弦"从病因学认识，多指外邪（风寒为主）、饮食、七情、痰饮、气滞、瘀血等。与冠心病的发病因素比较，与长期进食高动物脂肪饮食、饮酒过度、神经功能失调、脂质代谢紊乱和动脉血管功能障碍等极其相似。

对"阳微"的认识主要有两种看法：一是上焦心（胸）阳虚；二是下焦肾阳虚，尤以肾阳亏虚为本。胸痹心痛/冠心病病变，虽然在上、在心，但因"心本于肾"、"上（心）不安者由乎下（肾）"（清·林佩琴《类证治裁》），所以，肾气亏虚，肾气肾阳不能向上通达温煦心胸，是导致胸痹心痛的主要原因。"阳微"者，"责其极虚"即阳虚为本为因在先。"阴弦"者，"以其阴弦故也"，即阳盛为标为果在后。临床所见胸痹心痛病多虚多寒多湿多痰多瘀。偏虚者十之八、九，偏实者仅十之一、二矣。

对阳微与阴弦之间的辨证关系，徐可忠曰："然单虚不能致痛。"魏念庭云："虽然胸痹心痛，自是阳虚，则阴邪不乘阳位，何致虚痹且痛乎？"所以，无阳虚则阴邪无以相乘之位，无阴盛则单虚无以闭塞为痛。必须阳虚为先，阴邪上犯胸阳，阳虚阴盛互为因果，方可发生胸痹心痛病症。

《金匮要略》所述"胸痹心痛"（冠心病）病因病机为阳微阴弦，证属本虚标实，其治疗原则为扶阳祛邪。常用经方为瓜蒌薤白白酒汤等9方，张仲景理论与方药有效地指导今日的医疗实践，近年来以此指导冠心病研究取得可喜成果。

（1）胸痹心痛（冠心病）——瓜蒌薤白白酒汤

瓜蒌薤白白酒汤方中瓜蒌宽胸利气以开痰结；薤白通阳宣痹以行气机；白酒辛温助行药势。三药结合可化气祛痰、通阳除痹，则胸背痛诸症得解。方中白酒多用米酒，其实不必拘于米酒，高粱酒、绍兴酒、米酒皆有温通上焦阳气、调气通脉的作用。三味同煮，白酒增加瓜蒌和薤白的醇溶性物质的溶出。瓜蒌薤白白酒汤有扩张冠状动脉、强心、改善微循环、抑制血小板聚集、抗动脉粥样硬化及增强心肌耐缺氧能力等作用，可能是本方治疗胸痹心痛的药理基础。国外研究：葡萄酒具有活血、通脉、助药力、助消化、清洁软化血管、降血脂作用，从而可保护心脏。

（2）自拟胸痹方——治疗胸痹心痛

组方：瓜蒌薤白白酒汤、瓜蒌薤白半夏汤、枳实薤白桂枝汤三方合方加减而成。瓜蒌 10g，薤白 10g，半夏 10g，枳实 10g，厚朴 10g，桂枝 5g，黄芪 10g，丹参 10g，川芎 10g，元胡 10g，西洋参 10g，白酒 50ml。上药瓜蒌、薤白用白酒 50ml 同煮 10 分钟，再加水 150ml，煮取 100ml，分温再服。

5. 咳喘病：清肺止咳汤颗粒冲剂——射干麻黄汤加麦门冬汤加减

辨病：喉痹、肺痿、咳嗽上气、哮喘。

辨证：寒热夹杂，痰饮郁肺，肺胃津伤，肺气上逆证。

治法：散寒宣肺，清养肺胃，止咳化痰，降逆下气。

组方：沙参 10g，白芍 10g，生甘草 10g，麦冬 10g，杏仁 10g，五味子 10g，陈皮 10g，紫菀 10g，款冬花 10g，半夏 10g，桔梗 10g，全瓜蒌 10g，前胡 10g，鱼腥草 10g。

6. 肾病综合征——肾气丸、桂枝甘草龙骨牡蛎汤（芪龙地黄汤）

辨病：水气病、虚劳病、失精梦交、眩晕。

辨证：气血两虚，心肾不交，阴阳俱损证。

治法：益气养血，阴阳双补，宁心神、生肾气。

组方：黄芪 15g，生龙骨 15g，生牡蛎 15g，淮山药 10g，生地黄 10g，山萸肉 10g，泽泻 10g，云苓 10g，丹皮 10g，知母 10g，黄柏 10g，白芍 10g，枸杞子 10g，菊花 10g，生甘草 10g，防己 10g。

7. 慢性疲劳综合征（CFS）——百合参汤

辨病：百合病、虚劳病。

辨证：邪热未解，阴虚内热，心肺阴虚证。

治法：养阴清热，清热利湿，益气润肺，宁心除烦。

组方：百合 15g，生地 15g，知母 10g，云苓 10g，西洋参 10g，生甘草 10g，沙参 10g，白芍 10g，丹参 10g，淮山药 10g，酸枣仁 10g，白茅根 10g。

百合病（CFS）验案：杜某，女，33 岁，广州市人。

初诊：1993 年 6 月 8 日。患者年初赴香港探亲，患感冒半月未愈，又突遭 7 岁独子被汽车压死之不幸。随后彻夜不眠，噩梦，神志恍惚，头昏，午后微热（37.2～38℃），月经不调，色暗红，有瘀块。穗港多家医院中西药诊治均无效。近月来心神不宁，时而表情淡漠，呆坐不动，时而烦躁易怒，坐立不安，口干，小便黄少，大便秘结，舌尖红，少苔，脉细数。

辨证：百合病；CFS。心肺阴虚夹瘀血证。

方药：百合地黄汤合百合知母汤加味。处方：百合 30g，生地 15g，知母 10g，丹参 10g，白茅根 15g，田七粉（冲）3g，大黄粉（冲）3g，生龙骨、生牡蛎各 30g（先煎），水煎服，每日 1 剂，服 6 剂。

复诊：6 月 15 日。药后大便通畅，每日 1～2 次，前 3 天大便色黑，后 3 天大便色转黄，出汗减少，口苦口干减轻，每日能睡 3 小时左右。处方：守上方减田七粉、大黄粉；加白芍 15g，地骨皮 10g，继服 6 剂。

三诊：6 月 22 日。药后诸症基本消除。予百合地黄汤合香砂养胃汤，继服 6 剂。

随访半年，睡眠正常，恢复工作。

按语：该患者初起外感病邪未愈，复因情志不遂而成，临床表现：一是精神恍惚不定，饮食和行动失调；二是由于心肺气阴两虚，阴虚内热，故见口苦口干，小便黄少，大便秘结，舌尖红，脉细数等症状。属《金匮要略》百合病，治宜润肺清心，益气安神，清热除烦，以百合地黄汤、百合知母汤为主方，加白茅根清热利尿；白芍、地骨皮清虚热，养阴和营；丹参、大黄粉、田七粉活血化瘀；生龙骨、生牡蛎镇静安神，和营敛汗。气血调和，阴复热退，百脉通顺，病可治愈。

第二章

经方应用思路

经典名方研究的思路与初步实践

广州中医药大学　陈纪藩

东汉张仲景"勤求古训，博采众方"，著《伤寒杂病论》十六卷，创造性地融理法方药于一体，后世尊为"方书之祖"、"医方之经"。书中所载 317 首方剂，又称"经方"。经方集中体现了中医药理论和实践的精华，其立法严谨，组合有序，疗效卓著，应用范围包括呼吸、循环、消化、神经和泌尿系统等多种疾病，尤其对类风湿性关节炎、慢性迁延型乙型肝炎等疑难疾病有独特的效果。随着中医的不断推广，国外对经方的研究也日益重视，1972 年日本厚生省列入药典制剂的 162 个来源于我国的处方中有 1/2 就来源于经方。日本津村"顺天堂"公司，从《伤寒论》、《金匮要略》中的经方中研制生产了 140 多种中药复方制剂，占有中药销售市场的 70%。其生产的用以治疗风湿性关节炎的制剂柴苓汤（小柴胡汤合五苓散）已获得美国 FDA 的 IND 证书。韩国 80 余家中药厂，已对我国近百个经方和现代方剂进行了研究，1990 年的中成药产值就达 5 亿美元。

一、经方研究方法

近年来，对经方作用机理和药效物质基础的研究已成为热点之一，国内外学者在经方的基础研究和应用研究方面作了大量的工作，并且取得了

41

巨大成就。对于提高临床疗效，推广经方的应用具有重要的意义。目前经方的研究方式方法主要包括以下 4 个方面：

（一）以全方为目标，从整体、器官、组织、细胞和分子方面进行经方的药效学和药理机制的研究

目前此类研究较多，主要分为临床和实验两方面。临床研究多是进行一些药效观察或观测一些特异性指标，干扰因素多，缺乏严格双盲对照。实验包括体内和体外研究。全方的体外实验主要采用血清药理的方法，血清药理是 1984 年由日本学者首先提出。20 世纪 90 年代传入我国，开始在国内兴盛起来，在经方的药理研究中取得一些积极的进展。用含药血清法培养细胞可直接观察经方全方的药理效应，既能体现经方各种药物在体内的吸收、代谢和生化转化效应，又能克服粗制剂本身理化性质对实验的直接干扰，为中医药的体外研究提供了新的平台。小青龙汤、小柴胡汤、大承气汤、三黄泻心汤等著名经方都有血清药理学研究方面的报道。但血清药理有三个方面的缺点：①血清中药物成分含量低微，以及缺乏复方的体内代谢物或机体反应物等可能的实际有效成分，而造成假阴性；如 IwamaH 发现小柴胡汤煎剂浓缩液直接加入细胞培养基有致细胞有丝分裂的作用，但含小柴胡汤的血清却无此作用，提示一些有效成分不在血清中或业已代谢。②机体非吸收物质的体外作用，造成假阳性。③血清本身成分的复杂性，易对实验造成干扰。

动物体内研究取得了长足的进展，经方的动物体内研究如雨后春笋般涌现出来，如葛根汤通过抑制佐剂型关节炎大鼠关节 IL-1β、TNF-α 活性从而减轻局部关节炎症；甘麦大枣汤对小鼠具有镇静催眠及抗惊作用，能显著延长小鼠睡眠时间；大承气汤可通过直接增加肠道平滑肌的电兴奋而促进肠道运动功能等等。体内实验既能反映药物在体内的代谢过程，如实的反映药效，又能去除经方复方提取物或血清本身理化性质对细胞、组织的干扰因素。而动物体内研究最大的缺陷就在于不能体现证的本质，不能说明经方确切的物质基础。因而在很大程度上阻碍了经方研究的深入。

（二）以化合物和单体为目标研究经方的物质基础

目前一些发达国家根据传统西药的研究思路，采用系统溶剂分离，提取经方的全方或单味药主要有效化学成分，进行定性与定量分析，然后研究这些经方的物质基础的药理药效。这种方法提高了药效物质研究的目的性和作用靶点的针对性，对于深入分析经方中药物的物质基础，提供了较好的研究手段。最有代表性的就是小柴胡汤的研究。该方在日本研究很多，而且较为深入，近 10 年，Medline 收录的相关论文就有 160 多篇。这些研究大都采用体外试验，有以下几个特点：①测定复方中每单味生药的主要成分含量；②全方中的单味药提取制备为药物粉末，测定其主要成分含量，并分离可能的主要药效成分；③将全方与单味药的粗提物、单体成分直接在细胞进行量效观察，据此发现该方的主要活性成分是黄酮类的黄芩苷和黄芩苷元。国内对桂枝汤的水提物进行植化分离，得到的生物碱进行体内外实验，发现可双向调节中枢神经细胞内信息传递系统中 IP_3（三磷酸肌醇）和 CaM（钙调蛋白），从而达到双向调节体温的作用。

但由于经方是多组分的，一个简单的经方就可能含有 300～400 个化合物，经方的煎煮过程又可使药物前体化合物转化或生成一些新的活性成分的溶出物，如白虎汤中粳米可提高石膏中钙离子的溶出率。因此，在经方这个复杂的体系中，其总疗效并不是多个有效部位或有效成分的简单相加。在体内，药物配伍之间的相互作用对活性成分的转化、吸收、转运、分布和代谢等各个环节都有影响。番泻叶和生大黄中的泻下成分番泻苷，在体外无活性，只有进入体内后通过代谢，才生成有效成分。而且，各味药物进入体内后的协同作用，不仅对患者的各个病理环节，起到综合效应，还可以通过配伍增强疗效，减少毒副作用。而纯化后的化学成分群药理作用很可能就失去了多环节免疫调节作用的特点，大大减弱了药效，增加了副作用。比如四逆汤，附子含生物碱，单用的强心作用较弱，而甘草、干姜并无强心作用的成分，但三味药组成复方，强心升压作用明显加强，说明三药配伍合煎后产生了其他的新物质，或加强了附子的强心作用。又如德国开发的第一个中药复方以新药形式走向欧美医学界的银杏叶制剂，至今仍然是以总黄酮和总内酯为代表的有效部位制剂，而并不是单一的活性成分。为什么？因为他们研究了 30 余年的结论是：①对银杏叶的有效成分尚未确切的了解；②活性成分比较清楚的是黄酮苷类及萜类内酯；③其余成分虽然没有显示明确的活性，但除去后疗效降低。据此，是否能给出我们一些启迪：脱离中医药辨证论治的理论指导，机械地割裂经方各药物之间君、臣、佐、使内在配伍关系的研究，就不能说是真正意义上的现代经方研究，也就失去了经方的科学意义。

（三）配伍规律的研究

经方保持近 2000 年而不衰，最大的优势是通过多种药的君、臣、佐、使等配伍，从而达到优化疗效、减轻或消除毒、副作用的效果，这也就决

43

定了经方多途径、多环节、多靶点的作用特点。因此，经方配伍是中药遣方用药的核心。国内外大量的文献也说明，复方自身是一种复杂制剂，是药物与辅料，药物前体与催化剂，药物与体内代谢菌或毒的营养剂和激活剂，或是药物与减毒剂的共生体。如在小半夏汤加茯苓汤的研究中发现，复方生物碱含量低于半夏单味药，而氨基酸含量均高于各单味药，而高含量的氨基酸对该方的和胃止呕作用有益。半夏泻心汤抑制活性主要来自黄芩、甘草，大枣对这些生药的抑制活性呈拮抗作用，人参呈相乘作用。生脉散全方的化学成分在煎煮后，产生了新的成分 5-羟甲基-2-糠醛（5-HMF），是麦冬与五味子在煎煮中生成的，并与量的配伍有关。以上文献都说明经方复方的配伍对于其发挥药效是至关重要的。近年来，国家也非常重视复方配伍规律性的研究，复方配伍研究已成为中医药研究的热点，近年来国家自然科学基金都把复方配伍作为重点资助项目，而经方具有扎实的理论基础和实践基础，以经方为起点研究中药复方配伍，对于实现中药复方的现代化具有重要意义。

（四）质量标准的研究

国外医药界都非常重视药品质量的研究，随着中药研究的不断发展，国外对经方的研究也做了大量工作。日本一些大学及企业建立了专门的汉方药物研究机构，注重汉方药有效成分的研究，并将高效液相色谱（HPLC）、气-质联用等现代方法和技术广泛地引入汉方药的化学研究中；韩国主要采用现代科学技术阐明方剂的传统功效，研究中药的质量标准。几十年来，我国经方质量标准研究也取得了一些成绩，促进了中药现代化的发展。但同时也存在一些问题：经方复方药物的质控方面还缺乏现代科学的量化指标；经方化学成分的定性、定量与药效之间相互关联等研究方面还缺乏足够的深度；某些中药分子物质的检测、分离、结构鉴定上难以突破；在安全、有效、均匀、稳定等方面缺乏规范和标准。由于我国中药的科技含量较低，难以取得国际市场的认同，因此需要不断吸收现代分析化学技术，对有关中药材的质量提出更高的控制指标，从而保证经方药效的可靠性。

二、经方研究思路

目前，影响经方深入研究的难点主要有四个方面：①物质基础不明确；②体内作用机制不清楚；③没有建立公认的、较为完善的证候动物模型；④制剂学落后，化学成分不能定性定量。对此，我们提出了一些研究思路，并且正在初步实践中。

（一）以临床为基础，结合动物实验，追踪有效部位和活性成分

辨证论治是中医的灵魂和精华，"证"是其中的核心和枢纽，而在当前的条件下建立完善的中医"证"的动物模型是不现实的，而仅仅采用传统的植物化学和分析化学技术进行经方有效的有效部位或活性成分也是颇为局限的。因此我们需要以临床患者的证为基础，积极利用现代高新技术建立经方化学分析方法和物质基础的定性定量检测。对患者的血液及某些体液，采用三维色谱、气相色谱/液相色谱-质谱三联仪和激光共振电离散光谱结合谱等分析仪器，对体内的化学物质进行高效、快速、准确的系统分离和分析，确定经方的主要化学成分及这些成分的含量关系，形成经方的化学成分集——多成分的化学指纹谱。同时，为了去除临床各种复杂因素的干扰，采用"病"的动物模型，研究动物体液中经方化学成分与人体的差异。然后，以体内化学成分与组成经方的单味中药与全方的化学组分及其活性进行对比，从而明确经方的有效部位和活性成分，即靶成分。靶成分可以是一个或多个，可以是原型，也可以是代谢产物或机体相互作用形成的新生理活性物质。最后，研究靶成分的药物动力学，进行靶成分的治疗药物监测。

（二）多层次、多靶点地研究经方的作用机制，建立中药复方药效评价体系

经方是在辨证论治的基础上建立的，以多种药物分君、臣、佐、使配伍而成，其药效是在临床应用中反复实践证明的，有别于从实验中筛选出的单一化学成分的西药。也正是由于经方复方成分的多样性和复杂性，其作用机制必然是多途径、多环节、多靶点的整合作用，因此经方的药物机理研究需要从器官、组织、细胞、分子和基因等不同层次进行深入，从而形成区别于西药的中药复方药效评价体系。目前，在国家自然科学基础重点项目的资助下，我们正在结合现代科技的新技术、新方法，研究以桂枝芍药知母汤为主的复方（通痹灵）对类风湿性关节炎（RA）T 细胞、单核巨噬细胞、滑膜细胞、软骨细胞等细胞，以及相关细胞因子、趋化因子、黏附分子、蛋白酶和其他炎性介质的影响，从免疫细胞增殖、分化、细胞因子产生、细胞表面标志的表达及免疫细胞遗传基因的调变的影响，建立多层次、多靶点的指标体系，并且强调各个环节的整体性。如利用 X 线摄片、病理切片评价整体疗效；荧光显微镜、电镜、酶联免疫法、原位末端转移酶标记技术、靶细胞 DNA 片段的定量分析、流式细胞分析术等研究各类细胞活化、增殖、分化、凋亡的影响；利用蛋白质电泳、免疫印迹法、蛋白质生物合成标记技术、免疫 PCR、免疫组化等技术研究中药复方对各种酶、细胞因子的影响；基因芯片、基因组和蛋白质相关分析等技术对经方进行多靶点的高通量筛选。研究发现通痹灵具有调节细胞免疫、抑制滑膜细胞增殖、软骨和骨质破坏的作用，其抑制骨质破坏的作用与甲氨蝶呤效果相当。通痹灵可抑制滑膜炎症性细胞因子（IL-1、IL-6、MMP-2、MMP-3、MMP-9）mRNA 的表达、对滑膜和软骨的炎性浸润、巨噬样 A 型细胞增生和纤维化等方面都有良好的作用，从而有效的阻断 RA 滑膜-软骨-骨的中间病理环节，达到治疗 RA 的目的。通痹灵中的有效部位通痹灵总碱可以通过影响上游的 $p56^{lck}$、$p59^{fyn}$ 和 ZAP-70 等 PTK 传递信息或抑制 PLC1 的磷酸化来抑制 T 淋巴细胞的过度活化，从而有效的防治类风湿性关节炎的发生发展；通痹灵总碱还可以通过诱导肿瘤样增生的滑膜细胞凋亡来减轻关节局部血管翳对软骨和骨的破坏；而且通痹灵具有毒副作用小的特点，在治疗类风湿性关节炎方面具有中医药特有的优势。

（三）建立经方多成分综合整体质量控制模式

经方的疗效是多成分相互协调、相互制约的结果，短期内这种复杂的成分不可能完全清楚，这就决定了它质量控制具有一定的特殊性。而模仿西药单一化学成分的质控模式显然不适合经方这种复方。因此，需要从综合的、宏观的角度对复方的有效成分进行定性和定量。如利用色谱的高效分离技术的质谱的检测手段，系统分析经方的指纹图谱，将色谱中的各个成分作为整体来进行辨认，将各成分色谱峰的顺序、比例来进行复方质量的分析，以此作为评价质量的指标和多种有效成分的定量，从而提高中药研究的科技含量。目前，我们就对每一批次的通痹灵（以桂枝芍药知母汤为主化裁而成）的有效成分进行薄层色谱、高效液相色谱的定性和定量分析，实践证明对于复方具有较好的安全性、稳定性和质量可控性。

三、结 语

经典名方以其多途径、多环节、多靶点的作用特点和较少的毒、副作用引起高度重视，它研究热潮正在世界范围内方兴未艾。日本研制的源自经方的柴苓汤已首次获 FDA 的临床实施许可证，日本、韩国等占中药国际市场流通领域的 90％以上，美国 G，enelab 公司、英国 Shire 公司等发达国家的制药公司以及科研机构都在从事中医药的研究，部分药物已进入 II 期临床实验，说明中医药走向世界已是大势所趋。在这场白热化的竞争中，我们应当利用中医经典理论的优势，借助药理学、植物化学、生物学、生命科学等交叉学科的技术方法，阐明经方药效的物质基础和作用机理，为开发安全、有效、质量可控的复方中药奠定基础。随着科技的进步和研究的不断深入，经方必将为人类健康事业作出更大的贡献。

现代用经方基本临床思维探析

广东医学院附属医院　王伯章

现代用经方的临床经验总结与报导已很多，尤其近 20 多年来，从医案的报导开始到系统阐述运用经方的著述都越来越多。本人不揣浅陋，在此通过复习活用经方的临床经验，试图探析一下临床思维的有关问题。

一、基本临床思维问题

什么是临床思维？张仲景所述"勤求古训，博采众方"，就已提出了临床思维。古训是理论，如《素问》《九卷》《胎胪药录》《八十一难》《阴阳大论》等。博采众方是临床用方的进展，是实践的记载，理论与实践联系的桥梁就是临床思维。中医的理论富含哲理性，掌握它的运用讲求悟性。一个大出血的病人，什么时候出血、出血多少，属于血热妄行，该泻火止血；什么时候属于气随血脱，要固气摄血，这里没有定量，只有定性，要凭临床医生临证时体会掌握。而学习方药取得真知就要多实践取得经验。中医临床思维就是涵接带哲理的理论，悟出病机与富含经验总结的方药知识的桥梁。理论要在实践中反复验证，"勤求"中认识才能不断深化与透彻，而临床经验要在理论指导下不断博采中充实丰富，才能有卓越的临床思维。这也许就是先哲"勤求古训，博采众方"这一名言给我们的启示吧！否则，"不念思求经旨，以演其所知"或"各承家技，始终顺旧"，理论上不演绎"经旨"，实践上墨守"顺旧"，是先师批评不发展的临床思维、理论脱离实践的表现。

既然临床思维是张仲景倡导的，那么《伤寒杂病论》的基本临床思维是怎么样的呢？我认为：思维的基础是中医疾病发生学，《伤寒论》序说"人禀五常，以有五脏"，集中概括与继承了《内经》的天人合一观，即人与自然环境是开放沟通而又协调和谐的。人与外环境不协调即患外感病，人的内环境不协调即得内伤病等，这是中医疾病发生学的出发点。三阴三阳辨证就是这一思想宗旨的实践与发展。笔者对《伤寒杂病论》的基本临床思维归纳为"诊病审因，辨证察机，随机选方，无方立法，对证用药"五句话。第一句话"诊病审因"，就是首辨病，求病因，知势位，识病传。《伤寒论》说："伤寒一日，太阳受之，脉若静者，为不传，颇欲吐。若躁烦，脉数急者，为传也。"太阳病的发生起于外感寒邪，太阳受病是势位，是否传变也看脉症，这在《伤寒论》中比比皆是。伤寒外感病，分三阴三阳辨病，在《金匮要略》大内科杂病中，则以主症及其病因特点与病位所在的脏腑身形结合，作命名与分类。如黄疸、胸痹、心痛、消渴、小便不利、惊悸、吐衄、呕吐哕、下利、腹满等是主症，痰饮、瘀血、五脏风寒积聚、寒疝、水气病、中风、历节、血痹、虚劳、肺痿、肺胀等就是病因特点与脏腑身形结合命名，中医内科基本沿用这类病名。这种病名分类确立突出主症、突出病因与脏腑，诊疗就在中医理论范畴内寻找了。这在科学还不发达的古代容易被医患各方接受普及。通过病因与主症，推断病情发展的势位与传变，思路就清晰了，用现代的话，就是注意询问与分析病史。对目前的病情判断是第一重要的。

但在辨病的问题上，现代中医更多了一项选择，就是西医对疾病的诊断。

现流行一种说法，认为中医讲辨证论治，只要辨证正确就行，于是乎有是证，用是药，圆机活法，不必理会西医诊断。这在古代本无可厚非，在现代则是非常局限的短见与误解，以此宣传则是误导。有些常见病，如感冒发热、急性肠炎腹泻，随着辨证论治后可参考用小柴胡汤或葛根汤之类后，症状好了，病就好了。但若是一个恶性肿瘤的病人，在他患病后出现很多证候，运用中医药治疗能不断缓解他的证候，改善他的生活质量，却多数未能遏止肿瘤的恶化。若以为症状好了就治好了，不及时作必要的西医检查明确癌肿的发生发展，就会麻痹了自己，贻误了病人及早采用其他诊治的时机。假若是一个乙肝大三阳或糖尿病Ⅱ型患者，或隐匿性肾炎患者，却可能无任何症状可辨，患者却要求我们为之根治疾病。这时我们又如何圆机活法、辨证论治呢？这提示我们时代在呼唤现代中医与时俱进，既要辨证，更要辨病，包括西医的病，弘扬仲景学术的正确思想，才能更有效地为临床工作服务。

因此，我想现代用经方与古代用经方的临床思维方式原则是一致的，但应有所发展：一是基本临床思维原则不变，而思维方法活跃了、发展了；二是现代临床多了西医辨病、中医辨证这一事实，西医辨病对中医辨证的临床思维有什么影响？这都是我们研讨经方活用的人应注意总结与探讨的问题。

二、活用经方的基本临床思维

《伤寒论》问世后，后人提出了很多诊疗规范。六经辨证，以经络脏腑辨病证是第一；尤在泾《伤寒贯珠集》则以治法规范选方；柯琴《伤寒来苏集》第一个以方证为纲，提示方证相对即用经方；近代曹颖甫《经方实验录》是中国第一本经方验案专著，所录病例，方证相对，纯用经方为主，而辨证用方之处，确独具卓识；近代日本人汤本求真的《皇汉医学》也是方证相对于前、经方验案录后之作，在悟证用方上，尚掺杂日本人的"气、血、水"三因病理及参考西医诊断学，在当时的历史条件下，也曾起到一定的积极作用。

中华人民共和国成立后，中医医案日渐受到重视，学习经典著作也更重视临床运用的实践经验了。活用经方的中医基本临床思维就值得在此提倡。

陈瑞春教授指出：①精辨病机，拓宽运用范围；②合论病证，规范运用法度；③深究方规，增强运用活力；④化裁古方，提高运用效益。柯雪帆教授提醒：活用经方一要注意治疗大法的原则性，二要具体治法的灵活性，三是药物剂量的复杂性，四是药物制剂与给药途径的多样性；同时更要重视仲景药对的选用。周衡教授指出：在活用经方治疗复杂的病证时，一要根据原方功效，扩大应用范围；二要善于分解夹杂证，复合经方治疗；三要借鉴效方理法，改用经方治疗；四是改变剂型与给药途径，增强经方疗效；五是关于方证对应的运用中，①注意分解夹杂证用复方，②掌握相关病机，③选择对应方，④慎用加减药。梅国强教授最近发表文章指出：拓展经方临床应用的途径，一是突出主症，参以病机；二是谨守病机，不拘证候；三是根据部位，参以病机；四是循其经脉，参以病机；五是斟今酌古，灵活变通；六是厘定证候，重新认识；七是复用经方，便是新法；八是但师其法，不泥其方。李赛美教授通过分析病因病机，指出《伤寒论》的证型特点是寒热对立、寒热相持、寒热错杂、寒热相兼、寒热相格、寒热消长、寒热转化。临证思维应注意慢性病可见寒热相兼证，脾胃病多寒热错杂证，危重证可见寒热相格证。经方活用的具体法则是：

①主症对应法；②病机求同法；③治法类从法；④药理演绎法。活用的模式包括经方叠加，或经方与时方叠加或经方与特异药结合法等。

　　个人的临床体会不出上述范畴，谨对六经辨证体会作点补充。六经辨证其实是三阴三阳辨证。阴阳一分为三的原因是根据《内经》所说："以名命气，以气名处"、"气之多少异用也"。意思是说，在躯体分布阴阳气多少不同，是它的势与位不同，功能也就不同。太阳、阳明、少阳三阳代表机体直接的适外调节系统。太阳又称三阳、巨阳，即巨大的阳气充盛于外，扩散阳气，主开，代表机体的抗寒调节为中心的一系列脏腑经络外在功能；阳明是聚合阳气于里的势位，代表机体的耐热耐燥的调节为中心的另一生理机能；少阳是一阳初生游离的阳气，代表机体寒热整合调节为中心的另一生理机能。太阴、少阴、厥阴主要是代表机体津、精、营血储调的内稳态调节系统为中心的脏腑经络另一生理机能。太阴大量的津液输布是阳明之里支持阳明耐热、耐燥调节；少阴是神、精、气枢化的关键调节，是支持太阳大量阳气充散于外的抗寒调节的物质基础；厥阴代表储调营血运行、支持少阳寒热整合系统的物质基础。因此，从广义上说三阴三阳都是机体适应外界六气环境的调节系统。《素问·阴阳离合论》关于三阴三阳相表里的关系与势位如图1。

　　因此，对三阴三阳辨病应充分理解它们生理上不同的位、势、用，就容易认识它们的病理变化，可活用经方进行治疗。位是经络脏腑的气化阴阳层次所在，这尚易理解，经络部位辨证也广泛被人们理解与运用，阴阳气之势与用是一致的，结合脏腑在这方面的生理机能特点加以认识，就能更具体。例如外感头痛，应辨三阳病证，属太阳头痛用葛根汤为主方多；属阳明头痛多以白虎汤化裁而成的清胃散为主方；属少阳头痛多以小柴胡汤为主加减施治。六经作为经络而言，获病均可出现各经的寒热虚实证治，但外感头痛必须分三阳辨治。位与势、用就反映了它不同病位、不同势病与用的常见生理特点与证候，以及表、清、和三种不同治法了。

　　另外，上述三阴三阳的表里关系的理解，可从它们如下的证治反映出

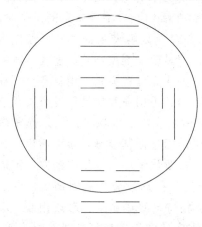

图 1　机体躯干横截面图

来。太阳是三阳，主开，太阳病受风寒主解表，麻黄汤、桂枝汤、葛根汤类；其里为支持它的物质基础是少阴之精为主的储调作用，或藏精化气，或积精存神，或积气成精。这些机能都与心、肾脏腑相协调功能直接相关。《伤寒论》说："太阳病发汗，汗出不解，其人仍发热，心下悸，头眩，身瞤动，振振欲擗地者，真武汤主之。"太阳病汗出仍发热不解，主用真武汤。这就指出少阴是太阳之里的证治。阳明病是热实证，白虎汤、承气汤为清热救阴、泻下存阴之方。阳明中寒用吴茱萸汤是特例。若寒困脾阳，进一步引起水湿不行、津液输布失司，必是理中、四逆辈了，这容易理解。较难理解的是少阳与厥阴相表里的临床证治。论曰："伤寒三日，少阳受之。"都说小柴胡汤是退热良方，但如果外感病第一天发热的病人就用小柴胡汤多数不灵，这是我个人的体会；第二天用药，小柴胡汤加解肌药；第三天值少阳期，用之有效。发热第三天以上，用小柴胡汤疗效较好。小柴胡汤原本是和解少阳，主治寒热往来之方，是通过枢转人体少阳的阳气与津液，透解邪气，而达到整合寒热的调节作用。而这些阳气与津液的来源，就是营血的运化储调而生，若是营亏、木旺者，气液储备有限，用小柴胡汤非但不能退热，反觉头胀痛，故有柴胡劫肝阴之说。每遇此类病人，我常合用犀角地黄汤，但不用犀角而用羚羊角滋助厥阴营血，透解少阳邪热，有良好的效果。比如，有些小儿外感发热稍高到39℃就抽搐者，每令父母惶恐不已，用小柴胡汤加葛根之类和解少阳、解肌透表，合用羚羊地黄汤助厥阴营血，往往效如桴鼓。至于《伤寒论》厥阴病提纲的证候是寒遏厥阴、气火郁阻证，也偶见于蛔厥证，而厥热胜复的机理应是营卫异循、相火勃发之证。现代临床上罕见，不在此讨论。

总之，三阴三阳是脏腑经络的气化阴阳层次的代表，是适应外环境过程中机体阴阳调燮的另一种表现。换句话说，三阴三阳来源于脏腑经络机能，但它有自身的生理功能、病理变化的规律，不是虚构的。因此六经证治体系与经方运用能经历两千多年不衰的真实原因，就是我们坚信它是客观存在的人体科学的基本结构。

有些中医理论家或用脏腑经络辨证涵盖三阴三阳辨证，或用三阴三阳辨证涵盖脏腑辨证，都公说公有理，婆说婆有理，后学者也莫衷一是，但临床上有些问题却令我们深思。本人曾治一例刘姓患者，58岁，稍有感寒，次日眩晕甚，当地医院头部CT检查是"脑瘤"，急送我院神经外科做磁共振复查，其实是小脑梗塞并发脑疝。经穿颅、减压、引流等抢救无效，反渐昏迷、高热、潮式呼吸，家属夜半请予前往诊之。症见面潮红、

51

高热，已十多天未解大便，舌红脉弦数，仍考虑属太阳蓄血证，拟桃仁承气汤原方一剂。凌晨1时服药，9时许后泻下黑便数次，热退些，潮式呼吸已止。主管西医以为是合并上消化道出血，正要开医嘱，我及时加以解释劝阻后改拟血府逐瘀汤两剂黑便止。病情稳定后转中医病房调治两个月而愈。类似这类病例，是脏腑辨证还是六经辨证呢？是膀胱经病还是膀胱腑病呢？其实，太阳蓄血就是太阳蓄血。临床上诊疗需要的是辨治的精细准确才是真，才是硬道理。如果真能统一，也许祖师爷张仲景就早已统一了，不用再分三阴三阳辨证与脏腑辨证。

上述各家论述，使人感到精彩纷呈，各具特色。逐步深入，基本上围绕着这样一个思路：原方功效→主症→病因→病位→病机→分解夹杂证→变用经方→从法不泥方→药对→注意不同剂量及用药法。在这一过程中还需要斟古酌今，提高临床运用的适应面，才能适应现代临床医疗的需要。因为现代医疗的水平与需求更高，要求用一切可行的、先进有效的医疗为患者服务才行。这当然包括中医与西医二者的诊疗手段具备，合二者优势，力挽危难。

曾治一例支气管扩张咯血病人，入院后西医用止血抗炎控制病况，而后又再次大出血，且合目则见鬼异状若游魂，又连吞咽都觉乏力，病情颇为危重，西医也颇感棘手。然而中医细察病机，仍然是气火循阳明经上攻，迫血妄行所致。因阳明之脉"起于鼻，交额中，是主血所生病者"；又其络上连目系，合目时则游火上行于头目，见鬼异，这与《伤寒论》阳明病"目不了了，睛不和"、"撮空理线"、"循衣摸床"意义相近；而吞咽乏力，反复出血，又是阴虚气脱。因而考虑用竹叶石膏汤清阳明之热，配合麦门冬汤"止逆下气"，益气滋阴，加仙鹤草止血，灯芯草入阴，导火下行，加减调治近2周而渐愈。在上述疑难案例中，西医诊疗手段已齐，尚无效时，加用中医药，辨证只按中医传统思路即显示出独特的疗效。很多疑难杂证，尤其是西医诊断不明的病，或诊断明确治疗手段乏效时，中医也常有疗效。但是，在这些危重的病人当中，要是完全没有现代医疗手段的一些支持，包括鼻饲、吸氧等措施也是不行的。也说明西医的若干手段，也可帮助我们提高疗效。

三、西医辨病，中医辨证用经方的基本思路

（一）参考西医发病的部位中医辨治

中医的治疗亦注意不同的脏腑经络、四肢百骸进行辨治，但有时候由

于症状不典型，证候不明显时，辨治就会较困难。假如一个无明显诱因但长期低热的病人，其它症状不明显时，辨治就不易。如果检查出是胆道炎引起，用小柴胡汤加减治疗就较容易收效，因为胆为少阳经府所过；如果检查出是肺结核，小柴胡汤加减治疗就可能行，也可能不行，这也与具体所在肺部患处与少阳经脉所过及证候特点与该方是否合拍有关。

笔者对治疗肾绞痛有点滴的临床体会。肾绞痛为结石移动引起输尿管梗阻、痉挛、阵发性剧痛，先在腰部，沿输尿管向膀胱或向外生殖器、大腿内侧等处放射。发病急，疼痛发作往往腰痛连腹、腹痛连腰。

小柴胡汤为疏肝利胆、通调三焦、和解少阳之主方，把它的证治与肾绞痛参照：①从部位看，疏肝利胆。《灵枢·经脉》篇说：足小阳胆经"循胁里，出气街，绕毛际"；足厥阴肝经"循股阴，入毛中，过阴器，抵少腹"；又曰："肝，足厥阴也"，"是动则病，腰痛不可以俯仰"。②从脏腑功能看，通调三焦。小柴胡汤有通调三焦的作用，《伤寒论》曰："阳明病，胁下硬满，不大便而呕，舌上白苔者，可与小柴胡汤。上焦得通，津液得下，胃气因和，身濈然汗出而解。"如水道壅塞，不能决渎，则上焦不能纳，中焦不能化，下焦不能出。用小柴胡汤加减使上焦得通，津液得下，下焦决渎。又说："伤寒阳脉涩，阴脉弦，法当腹中急痛，先与小建中汤；不瘥者，用小柴胡汤主之。"腹中拘急作痛，用小建中汤先行益阴和阳，不见好转，再用小柴胡汤。我个人理解，腹中急痛一个"急"字，细细品味，用意殊深，尚有发病急、卒暴而起之意，与肾绞痛的发病有相似之处。因此，我常喜用小柴胡汤加减治疗，有一定功效。

例：许某某，男，60岁，工人。素来体健耐劳，一日无明显诱因卒发腰腹剧痛，即来医院急诊，因未发现急腹症，仅作镇痛、抗炎处理。经尿化验检查及X线摄片证实，诊为左输尿管结石。但经治疗疼痛不止，时而加剧，已四昼夜。来诊时痛楚不堪，不能入眠，难于饮食，小便不利，大便不行，腹胀，口苦咽干，舌苔黄，脉弦数。证属决渎失司，夹阳明腑实。拟方：柴胡12g，黄芩9g，元明粉12g，法半夏9g，生姜3片，血余炭3g，枳壳9g，厚朴9g，党参9g，甘草5g。嘱服1剂。因患者痛苦，恐1剂药力不及，两剂作1剂煲服。当晚微利3次，下半夜痛渐止，沉沉安睡。第三日仅微腰痛，自诉夜寐难，即改拟六味地黄汤加味善后。

肾绞痛不仅可用小柴胡汤，笔者亦曾治数例肾绞痛不止者，仅缪刺足少阳经阳陵泉一穴而镇痛（如先用西药镇痛无效时，针刺效果更佳）。可为肾绞痛属少阳经佐证。

（二）参考西医病因进行辨治

喻方亭教授在治疗慢性疲劳综合征的时候，考虑到西医的忧郁症及全身免疫功能低下有关，因而参考仲景师的虚劳病与百合病，选用百合地黄汤、百合知母汤、酸枣仁汤合方化裁进行治疗：百合 15g，生地 15g，知母 10g，茯苓 10g，西洋参 10g，甘草 10g，沙参 10g，白芍 10g，丹参 10g，淮山药 10g，枣仁 10g，白茅根 10g。在西医诊断为非典型肺炎的 SARS 病毒感染的魔影威胁全国各地之际，邓铁铸教授等纷纷指出是春温疫疠、湿热、毒瘀、虚实夹杂，国家中医管理局提出的防治方案中，早期可用麻杏甘石汤合升降散，或合银翘散等。"非典型肺炎"，这是一种变异的病毒传染到人体引起的一种烈性传染病，在进行辨治的过程中都必须注意参考中医外感与疫毒的治疗大法，并从中选方。

（三）参考病理进行辨治

欧阳惠卿教授认为：《金匮要略》说"妇人宿有癥病，经断未及三月，而得漏下不止，胎动在脐上者"，用桂枝茯苓丸，此方还可治妊娠期间，癥积害胎，致胎元不固，出血不止，因下其癥，方能血止胎安。因此桂枝茯苓丸还可治：①子宫肌瘤主要表现为子宫体增大，肌瘤较大时，小腹可扪及质坚硬、形态不规则肿物，或伴有经色瘀暗夹瘀块痛经、月经先期等。②慢性盆腔炎：妇检时发现盆腔内条索状、片状增厚组织或囊性肿物，并有固定压痛等妇科瘀血证和癥瘕病证。③子宫内膜异位症：异位在肌壁间的子宫内膜在卵巢激素的影响下，反复发生周期性的增殖和出血的结果，使子宫增大、变硬、子宫内膜异位症或子宫腺肌病的病理变化表明，其实质就是中医的胞中瘀证。

现代临床中，参考西医诊断是必要的。假设是一个中风病人，不论是中脏腑或中经络，西医必须弄清楚是出血性中风还是缺血性中风，这在治疗时会有原则上的不同，前者要止血，后者要活血或活血化瘀，这对中医辨证论治都是一个很重要的参考依据。又假如是一个胃痛的病人，有条件做胃镜检查作参考也很必要，是慢性胃炎，或是溃疡，都可以辨证论治而康复。如果是胃癌，则不能因治疗止痛有效而满足，可能还要早期做手术，以免延误病人，甚至引起医疗纠纷。

笔者曾治一个病人，发病前一天曾应酬饮酒，吃少量辛香之菜肴，次日上午头晕不适来诊。刚到医院门口，竟晕厥倒地，大汗，面青白，舌淡脉沉细，即刻送入病房，并按虚脱厥证用独参汤治疗。当天下午，在病房竟泻下黑便 3 次，共约 500ml。无腹痛，无胃痛，急改用血府逐瘀汤加炮姜、大黄炭、党参。胃镜检查，是十二指肠溃疡出血，经中西医结合治疗渐愈。次年又发胃痛，黑便，再中医治疗而愈。第三年出差到湖南再发，当地医院作了切除术而愈。

从上述例子说明，参考西医诊断与有关知识，可减少盲目性，对疾病预后是有好处的。

（四）注意方剂药理临床应用

关庆增教授汇总了小柴胡汤的很多现代药理作用：①神经系统：对癫痫模型波有抑制作用。②免疫：对促细胞分裂素活性、多克隆 β 细胞活性及佐剂活性均有诱导作用等。③对肝胆系统：直接抗肝纤维化，防止胆汁郁积作用等。④对循环系统：使血黏度下降，改善血液流变，减轻血管壁损害。⑤还有抗炎作用等等。因此，小柴胡汤能治疗肝胆疾病、艾滋病、肿瘤、心血管病、肾病、呼吸系统病、消化系统病、神经系统病等等。朱章志教授还注意到《伤寒论》方的化学成分研究的动态与分析，这应是经方临床疗效的物质基础最前卫的研究了。

综上所述，给我们的启发是学习时用心领悟，讲求悟性，多思才能出悟性，才能思求经旨，演其所知，实践中重在创新，而不是"始终顺旧"，所以创新才是应用经方的基本临床思维的灵魂。

《金匮要略》的辨证方法与临床运用

广州中医药大学 廖世煌

《金匮要略》是运用整体观和脏腑经络学说对内科杂病部分外科和妇产科疾病辨证论治的典范。因此熟悉本书内容，掌握其辨证论治的方法，是提高临床诊治能力的十分重要的条件。笔者认为在学习《金匮要略》辨证方法之前，首先要熟悉中医基本的辨证方法，才能更好地理解《金匮要略》的辨证方法。

第一节 辨证论治的概念与方法

何谓辨证论治？我认为证字，是指证据。它包含了患者当时的各种症状、体征和产生病变的病因、发病条件，甚至包括病情的发展和变化等等实际情况。诊治疾病就像审理案子一样，必须拿到各种证据，才能进行正确判断。因此，所谓辨证，就是收集患者的各种症状、体征、脉、舌、病因、变化过程等等情况进行分析归纳、辨识，从而作出正确的诊断。所以，辨证就是如何认识疾病，是一个必须应用中医的理论来进行分析、辨别、归纳的过程，这个过程称作理。所谓论治，是根据辨别诊断的结果，包括其病因、病机、部位等制定出治疗方法这叫做法。然后根据法再进行选方用药，这个过程称作方药。中医诊治疾病，必须具备理法方药。

应当指出，在临床辨证时对患者的症状、体征、脉象、舌象，以及发病的原因，或者治疗变化等都必须细心询问和了解，证据一定要客观、真实，不能有半点虚假，否则就会影响辨证的准确性，自然也就影响疗效。

中医的辨证包含了辨病与辨证两方面，实际上就是辨病与辨证同时进行。因为在辨病后必须明确其病因、病机、病位、病性，才能定出治法与方药。为什么每一种病可能有多个方子？因为同一种病，在不同人身上，可因人的体质、年龄、性别、时间、季节等等的不同而病情有异，也就是说有不同的病因和病机。故同一种病可有不同的类型，因而治法不一样，方药就肯定有差别了。例如胸痹，其症状是"喘息，咳唾胸背痛，短气，寸口脉沉迟，关上小紧"。临床上只要见到胸背痛，短气，伴咳或喘者，即可怀疑为胸痹，其基本的病机皆为"阳微阴弦"，但不能皆用瓜蒌薤白白酒汤治疗，原因如上所说。如疼痛较重者，特别是伴有痰多，舌苔腻者，即原文"胸痹不得卧，心痛彻背者"，强调心痛彻背，则需加半夏一药以化痰饮。而胸背痛不很重，只出现"心中痞，留气结在胸，胸满，胁下逆抢心"者，即为气滞痰阻，则又需考虑枳实薤白桂枝汤或人参汤了。

辨病与辨证的关系在于每种病都有它的临床特殊表现，包括症状、脉、舌或发病部位等。临床即根据这些特殊表现（或者特征），对患者作出相应诊断，这称之为辨病。如《金匮要略》肺痿病见"脉数（虚），其人咳，口中反有浊唾涎沫"，诊为虚热肺痿；而见咳逆胸痛，多唾浊沫，时时振寒，吐脓血腥臭，脉滑数等为特征，诊为肺痈；见胸背痛短气或喘息咳唾，脉沉迟，关上小紧，则诊为胸痹病。辨病是中医辨证中的内容之一。每种病都有其大致相同的病因、病机。凡是患此病者都有这些共同点。这就是所谓的矛盾的共性。肺痿患者都有肺阴虚兼气虚和痰浊壅肺的特点；肺痈者都有痰热脓毒壅肺的共同点。胸痹的患者皆有阳微阴弦（盛）的共同点，故皆可用瓜蒌薤白以通阳宣痹。然而正如前面所言，同一种病在不同人身上，可因个人的体质、性别、年龄、居住地、气候等等不同而病情有所区别，病机有异，故症状亦有差别。这种差别就是矛盾的特殊性。根据自然辩证法的规律、任何事物、任何人都有矛盾的共性和矛盾的特殊性。例如张三、李四、王六，虽然都得了黄疸病，他们的共同特点（即矛盾共性）都是湿热为患，郁于肝脾，皆有目黄、小便黄、皮肤黄为特征。但张三有大便秘结，或不爽，口苦，纳呆，体倦，呕吐，舌边红、苔黄腻，脉滑数等湿热两胜之象。李四则见短气，纳呆，腹胀，大便溏，倦怠，呕恶，舌淡红苔白腻等湿胜热轻之表现。王六则现口干口渴，便秘腹满，小便短少，烦躁失眠，头痛，舌红苔黄，脉弦滑数等热重湿轻等征象。这些即为矛盾的特殊性和个性了。肺痈也有初期、酿脓期和溃脓期（即后期）等不同，也可有个体的差异，各种病都有这些差异。

因此，在这里，病是矛盾的共性；证是矛盾的特殊性。笔者认为辨病是从患者的诸多证候中，通过分析综合，找到某种共性。将复杂的证候，首先缩小到某个病的范围内来，此即为辨病过程。然后再进一步在这范围内（根据其脉证、舌等）进行辨别，在不同人身上找出他的个性（矛盾的特殊性）这是辨证过程。针对其特殊性，施予不同治法，方药。所以辨病和辨证是同时进行的，但有先后，先辨病后辨证。这就是为什么《金匮要略》在每篇之首冠于某某病脉证并治的原因。

必须指出，现代医学的病名和中医病名不一样或不一致。这是客观存在的。中医多数病名不是以解剖、病理、实验室检查和辅助检查为依据。中医一个病，可包括西医几个病；西医一个病也可以包括中医几个病。这是因二者的学术理论不同所致。因此在临床过程中可将两种病名分开。除非特殊情况，例如《伤寒论》有太阳病、阳明病、少阳病等；《温病》有春温、风湿、暑湿、湿温等；《金匮要略》有痉病、胸痹病、心痛病、痰饮病。现代医学没有这些病名，二者一时难于求得统一，但有时也可互相参考，如胸痹与冠心病（心绞痛）等。

第二节　整体观辨证法在《金匮要略》的体现与临床应用

整体观的理论也是中医的辨证方法之一。这种方法必须与前面的两种基本辨证方法紧密结合同时进行。《金匮要略》的基本理论是以整体观为指导思想，以脏腑经络学说为中心，结合阴阳五行、卫气营血的理论，用四诊八纲的辨证方法，来说明疾病的产生、发展、变化、诊断、治疗和预防。其中整体观的指导思想和脏腑经络学说是本书的基本理论和核心，它贯穿了杂病的产生发展、诊断和治疗之中。整体观的学说贯穿在辨证论治的全部过程中，即前面的抓主症明兼症法和综合辨证法里，无论主症或兼症，都必须用整体观的思想理论加以分析研究和考虑，如发热为主症时，对主症的特点先行分析，如发热在午后为甚者，要考虑是否感受风邪和湿邪引起的，或病在阳明引起的；如发热有定时，要怀疑是否病在少阳；如发热而伴恶寒少汗的是否感受寒邪，等等。此外，人体本身脏与脏之间、脏腑与经络之间、脏与腑之间，内外、表里、上下之间的整体观念等，如此类推，皆属整体观。因为这些关系，故整体观理论也可以作为一种辨别病名、病情属性、病位的一种方法。故此以下就整体观的思想及其辩证法加以论述。

整体就是统一性和完整性。中医学非常重视人体本身的统一性、完整性及其与自然界的相互关系，它认为人体是一个有机整体，构成人体的各个组成部分之间，在结构上是不可分割的，在功能上是相互协调、相互为用的，在病理上是相互影响着的。同时也认识到人与自然界之间的统一性，自然环境的变化与人体的脏腑阴阳气血乃至生命活动都有密切的关系，甚至给人们带来直接的影响。这种内外环境的统一性和机体自身整体统一性的思想，称之为整体观。整体观是要求对每个病证，必须从事物的普遍联系中去观察和了解问题，认识事物的本质，而不是片面地孤立地看局部的现象。这就是所谓的横向联系，是中医学的基本指导思想。整体观念是占代唯物论和辩证法思想在中医学中的体现，它贯穿到中医生理、病理、诊法、辨证、治疗等各个方面。在《金匮要略》中体现尤为突出，主要包括以下方面：

一、人与自然界的统一性及临床应用

1.《金匮要略》有关论述

《金匮要略》十分强调人与四时气候及周围环境的关系，不但以此说明许多疾病产生的原因，即病因，而且以此理论作为辨证论治的方法，认为正常的气候可以使人生长发育，反常的气候即可成为六淫之邪，可以使人致病。此外尚有饮食所伤、七情所伤及社会各种因素，如虫兽所伤、房室伤等等，这些都可成为病邪而致病。这些外界因素的变化对人体的疾病转归也可以产生影响，使病情发作或加重，这种理论与系统论控制论科学的理论原理是一致的。主要内容包括以下方面：

（1）人与四时气候的关系：昼夜晨昏阴阳变化对人体发生疾病有一定的影响。可以是白天病情较轻，夜晚较重，也可以白天重夜间轻，故《内经》总结性指出："夫百病者，以旦慧昼安，夕加夜甚。朝则人气始生，病气衰，故旦慧；日中人气长，长则胜邪，故安；夕则人气始衰，邪气始生，故加；夜半人气入脏，邪气独居于身，故甚也。"因为早晨、中午、黄昏、夜半，人体的阳气存在着生、长、收、藏的规律，因而病情亦随之有慧、安、加、甚的变化。这反映了人体在昼夜阴阳的自然变化过程中，生理活动的适应性变化。《金匮要略》痉湿暍病中亦有论述，如："病者一身尽疼，发热，日晡所剧者，为风湿。"因为"日晡，申时也，阳明旺于申酉戌，土恶湿，今为风湿所干，当其旺时，邪正相搏，则反剧也。"（《金匮要略直解》）。又如妇人病瘀血内结兼阳明里实，"切脉微实，再倍发热，日晡时烦躁者，不食，食则谵语，至夜即愈"，日晡为阳明主气，入夜，则阳明气衰而阴气盛，故病情减轻。又如黄汗病中云"身常暮盗汗出者，此劳气也"，指出阴虚虚劳的规律；"暮躁不得眠"为湿热熏蒸所致。说明不同的疾病在不同的时间，有可能加剧或发作。一般来说，人体的生理活动和病理变化，是随着四时气候的变化或晨昏昼夜的阴阳更替变化而有相应改变的。所以在诊断治疗的时候，应该"必先岁气，无伐天和"而考虑病情加重或减轻的时间与病情的关系，因时制宜，作出诊断。

（2）饮食与疾病的关系：《金匮要略》第一篇曰："馨饪之邪，从口入者，宿食也……""服食节其冷热苦酸辛甘……"分别论述了饮食与疾病的关系，以及调节饮食可以防止病从口入的防病措施。"酸走筋，多食之令人癃；咸走血，多食之令人渴；辛走气，多食之令人洞心；苦走骨，多食之令人变呕；甘走肉，多食之令人悗心"。五味偏嗜，既可引起本脏的病变，亦可表现为所胜之脏或所不胜之脏的病变。《金匮要略》中风历节病中又云："味酸则伤筋，筋伤则缓，名曰泄。咸则伤骨，骨伤则痿，名曰枯。枯泄相搏，名曰断泄……"论述过食酸咸，内伤肝肾可容易产生历节病等原理。说明过食五味可以损伤人体的气血和脏腑的功能导致疾病产生。

（3）情志变化及社会因素对人体的影响：七情，即喜、怒、忧、思、悲、恐、惊七种情志活动。在正常情况下，七情不会使人致病。当突然的、剧烈的或持久的精神刺激，超过了人体的正常生理适应范围，使人体气血紊乱，脏腑阴阳气血失调，便会导致疾病的发生。七情致病的基本规律是：喜伤心，怒伤肝，悲伤肺，思伤脾，恐伤肾。《金匮要略》妇人杂病中曰："妇人之病，因虚、冷、结气，为诸经水断绝……"中的"结气"即为情志郁结，气滞不行，导致月经失常。"妇人脏躁，喜悲伤欲哭，象如神灵所作，数欠伸，甘麦大枣汤主之"及"妇人咽中如有炙脔，半夏厚朴汤主之"。这两条原文都是说明气机郁结可以导致脏躁，也可以导致气滞痰郁，形成梅核气病。

2. 临床应用

（1）临床诊治疾病必须十分注意，熟悉不同的病邪致病的规律，注意发病的季节和所感受病邪，审因论治是正确诊断和取得疗效的关键。

病案一：陈姓，男，28 岁。2002 年 12 月因咽喉肿痛，双扁桃体红肿充血，高热（体温 39.8℃），口干口渴，舌红苔黄，身痛恶风，少汗，曾服银翘散加黄芩、蒲公英、岗梅根等治疗四天无效，请余诊视。余曰，病发冬季，风寒外束之证亦在，故宜辛温发表兼清里热。予：羌活 15g，炙麻黄 10g，薄荷 10g（后下），蒲公英 30g，牛蒡子 15g，连翘 15g，元参 15g，桔梗 15g，甘草 6g，黄芩 15g。1 剂汗出热减，2 剂热退，4 剂而咽痛大减，共服 6 剂而愈。

按语：本例虽扁桃体炎，高热，但服银翘散无效，改用辛温发表加清热解毒后，发热咽肿痛愈，是因病发于冬，表寒里热之证也。

（2）辨证时必须十分重视疾病发作或加重的时间与昼夜阴阳盛衰更替规律关系，才能作出正确的诊断和治疗。

病案二：患者，男，36 岁。患腹中雷鸣切痛 1 年，一痛即泻水，日七、八次，每日天亮前必泻，食欲减退，稍多食则痛泻尤增，便中带不消化食物，虽屡服中西药不见起色，身体羸弱，面色㿠白，目光暗淡，少气懒言，舌淡苔薄白，右脉沉微，左关则现弦象。为脾肾阳虚，木旺克土，又复伤风邪之候。按五更作泻，乃命门火衰，火不生土，脾失健运所致，加之脾虚又易为肝木所克，外为风邪所伤，故腹中雷鸣切痛。先以培土泻木、温中固肾、祛风止泻之剂治之。炒杭芍 15g，炒薏苡 15g，炒扁豆 15g，炒淮山药 15g，茯苓 15g，吴萸 6g，防风 9g，大枣 3 个，陈皮 9g，炮姜 9g，黑故脂 15g，肉蔻霜 15g，五味子 3g，炙甘草 6g，荷顶 3 个。

二诊：服上方 2 剂后痛泻均止，腹鸣未已。以前方加苍术 9g，再服 1 剂。

三诊：腹鸣未已，守上方加潞党参 15g，续治。

四诊：肠鸣虽未已，但食量增加，精神好转，守上方再加黑天雄 15g

（开水先煎透），连进2剂。

五诊：两关脉渐调，唯两尺脉仍微弱，肠鸣未已，大便先干后溏，食欲已大为好转。再温补脾肾、升举清阳之剂为治。潞党参15g；淮山药15g，炒杭芍15g，益智仁15g，茯苓15g，炮姜9g，粉葛根9g，防风9g，苍术9g，黑天雄15g（开水先煎透），苡仁30g，大枣10个，荷顶3个。

六诊：上方服2剂后，诸症悉解，饮食、精神日渐恢复，后因饮食不慎，以致痛泻复作，仍守上方加白术15g、黑故脂15g，并加重潞党参、黑天雄之量各30g，连进2剂。

七诊：便泻减至日1次，肠鸣缓解，饮食、精神好转，守上方去白术加龙眼10个，再服1剂。

八诊：泻止，腹微鸣，精神饮食倍增，再以扶脾固肾之剂调治。潞党参30g，炒苡仁30g，黑天雄30g（开水先煎透），芡实15g，益智仁15g，菟丝子15g，黑故脂15g，吴萸9g，上肉桂9g（研末调服），荷顶3个。月余后患者来信作谢，年余之病已愈未发。［鲁兆麟，等．近代名老中医临床思维方法．人民卫生出版社，2000：107］

按语：说明脏腑疾病与自然阴阳变化的关系，熟悉这种规律对诊治疾病起着重要作用。

（3）诊治疾病必须重视发病季节与现有症状结合，进行综合分析，明确病因病机，审因论治，是提高和取得疗效的关键。

病案三：余于2004年7月治一小男孩，姓邹，5岁。因发热2周，体温38.5℃～40.2℃，住某儿童医院。入院后先后用过两种抗生素及对症治疗，1周仍高热不退，经多项辅助检查，仍未明确诊断，高度怀疑急性传染性单核细胞增多症。后用糖皮质激素治疗1周体温仍在39℃左右，午后发热加重。应家属要求前往诊视。见患儿体倦乏力，汗出热不退，咽喉微痛，口渴不欲饮，食粥则呕吐，纳呆，大便溏，1日2～3次，舌边红，苔白腻。诊为暑温兼湿。处方：香薷5g，银花12g，连翘15g，桔梗12g，藿香10g，苍术6g，神曲10g，川朴10g，苡仁30g，黄芩5g，扁豆20g，薄荷4g（后下）。服两剂后体温降至37.6℃，食欲好转，腹泻止，汗减，精神好转。再服2剂，已不发热。续服3剂巩固疗效。共服中药7剂即痊愈出院，至今4个月未复发。

按语：本案例是高烧发于夏季，《内经》云："先夏至日为病温，后夏至日为病暑。"故当从暑温病考虑。然而病人体倦乏力，纳呆便溏，苔白腻，口不渴又为湿邪内郁之表现。叶天士云："暑多夹湿"，故本病乃暑温夹湿之证。诊断明确后用香薷饮与平胃散合方加减，效如桴鼓。倘若认定急性传染病而滥用所谓抗病毒药板蓝根、川连、银花之类而不结合病情，势必变生他证。

二、人体本身整体观的辨证法

1.《金匮要略》中有关理论

（1）脏腑之间的关系

人体是由若干脏器和组织、器官所组成的。各个脏器、组织或器官，都有着各自不同的功能，这些不同的功能又都是整体活动的一个组成部分，决定了机体的整体统一性。因而在生理上相互联系，以维持其生理活动上的协调平衡，在病理上则相互影响。机体整体统一性的形成，是以五脏为中心，配以六腑，通过经络系统"内属于脏腑，外络于肢节"的作用而实现的，在这个生命整体中，五脏居于核心地位。对此，《金匮要略》概括为"若五脏元真通常，人即安和"。五脏代表着整个人体的五个系统，人体所有器官都可以包括在这五个系统之中。人体以五脏为中心，通过经络系统，把六腑、五体、五官、九窍、四肢百骸等全身组织器官联系成有机的整体，并通过精、气、血、津液的作用，来完成机体统一的机能活动。这种五脏一体观反映出人体内部器官是相互关联而不是孤立的一个统一的整体。按照这一观点，我们在对疾病的诊治活动中都必须时时恪守从人的整体联系及人与环境的统一性出发，才能获得正确的结论，《金匮要略》对此作出了很好的示范。《金匮要略》在诊治疾病中充分体现了这种整体观思想。其中包括：生克制化理论，如"见肝之病，知肝传脾，当先实脾"，就是通过脏腑之间的生克理论指导的例证，其余各脏亦须按此规律来治疗。通晓这种规律，并能灵活用于临床即为上工。

（2）脏腑与经络的关系

《金匮要略》论述中风病，有中经络与中脏腑之别，"邪中于络，肌肤不仁，邪中于经，即重不胜；邪入于腑，即不识人，邪入于脏，舌即难言，口吐涎"，论述了疾病的病位，有的在脏腑，有的在经络。经络与脏腑之间是存在着表里关系的，所以脏腑病变可以通过经络来进行治疗，经络有病也可通过调治脏腑而达到治疗的目的。如"干呕，吐涎沫，头痛者，茱萸汤主之"。头痛指头顶痛，乃肝经所经之地，治疗不直接治头，而是散肝之寒邪，温胃之寒而取效。脏腑有病治经络，如"阳明病，下血，谵语者，此为热入血室，但头汗出，当刺期门，随其实而泻之，濈然汗出者愈"。此外，如病在肝，因肝脉布胁络胸，故出现胸胁痞闷不舒，甚至胀痛、刺痛，需要用手按揉或捶打其胸部，此病名为肝着病。又如"肾着之病，其人身体重，腰中冷，如坐水中，形如水状，反不渴，小便自利，饮食如故，病属下焦，身劳汗出，衣里冷湿，久久得之，腰以下冷痛，腹重如带五千钱，甘姜苓术汤主之"。由于腰为肾之外府，由经络相连，所以腰间的病可以从肾论治。

（3）表里内外上下的关系

人的内外上下表里是一个统一的整体，它们之间有着复杂的联系。因此，脏腑病可以反映到体表，人体下半部的疾病也可以反映到上部，上部的疾病也可以反映到下部；表病可以及里，里病也可以出表，形成人体有机的统一。如痰饮病中，"假令瘦人脐下有悸，吐涎沫而癫眩，此水也，五苓散主之。"说明病变在下部症状反映到上部，所以上病可以治下，用通阳利水法治疗头晕。而"肺痿吐涎沫而不咳者，其人不渴，必遗尿，小便数，所以然者，以上虚不能制下故也。此为肺中冷，必眩，多涎唾，甘草干姜汤以温之。"是临床表现在下，而病位在上，可以下病上取，用温肺复气治疗小便数或遗尿。表病治里，如"痉为病，胸满，口噤，卧不着席，脚挛急，必齘齿，可与大承气汤。"本条说明里热成痉，病位在筋，用通腑泻热，急下存阴法来治疗。里病治表，如"百合病一月不解，变成渴者，百合洗方主之。"说明脏腑有病可以治疗其所属的外表，使其气相通，达到治疗目的。从以上内容可以看出，人体的脏腑之间，脏腑与经络之间，表里之间，内外之间，上下之间，都存在着内在的联系，是一个有机的整体，而不是截然分开的。故在诊断疾病和治疗疾病时，要从整体观的观点出发，从局部看到整体的失调，所以就存在着上病下取，下病上取，内病外治，外病内治，脏病治腑，腑病治脏，一个脏腑有病，不单要治疗这个脏腑，而且还要考虑这个脏腑跟其他脏腑之间的关系去进行诊断和治疗。

2.临床应用

临床无论诊断疾病或治疗疾病都必须运用整体观的思想去分析综合，从病因、症状到治疗原则和方药的应用，正确认识整体与局部关系，是治病求本的前提。

（1）熟悉各脏腑的生理功能，治疗某种疾病，须考虑有关的脏腑的作用，从而作出调治。

病案：刘君，男，30岁，小学教师。患遗尿证甚久，白天则间有遗出，入夜则数遗无间，甚以为苦。医生都以为肾气虚损，细诊其脉，右部寸关皆弱，舌白润无苔，口淡，不咳，唾涎，胃纳略减，小便清长而不时遗，夜为甚，大便溏薄，审系肾脾肺三脏之病。但补肾温脾之药，服之屡矣，所未服者肺经之药耳，张景岳说："小水虽利于肾，而肾上连肺，若肺气无权，则肾水终不能摄，故治水者必先治气，治肾者必先治肺。"本证病缘于肾，因知有温肺化水之治法。又甘草干姜汤证原有治遗尿之说，更为借用有力之依据。遂予甘草干姜汤：炙甘草24g，干姜（炮透）10g，1日2剂。3日后，尿遗大减，涎沫亦稀，再服5日而诸症尽除。然以8日服药16帖，竟愈此难治之证，诚非始料所及。

按语：这就是下病治上的具体体现，因肺为水之上源，小便失常，应考虑肺脏功能问题。

（2）临床诊治疾病，必须处处注意脏腑之间的生克乘侮关系，才能正确分析其病理机制。

病案：病毒性脑炎。患者，女，14岁。1976年10月30日初诊，二旬前头晕，前夜起突然四肢抽搐，角弓反张，神志昏迷，小溲自遗。昨起神志转清，抽搐小发2次，低热，面色萎黄，脉弦小，舌边红，苔薄黄而干。阴不足之体，肝风夹痰热上扰则晕，流窜筋脉则抽搐，拟养阴平肝，化痰舒筋。羚羊粉0.6g（分吞），钩藤12g（后下），生地18g，生白芍15g，生石决30g（先煎），朱茯苓9g，川贝9g，鲜竹茹9g，炒黄芩9g，木瓜9g。2剂。加用激素及抗癫痫西药进行治疗。

二诊：1976年11月1日，头晕已减，抽搐未发，神清，小便已能自主，口干，脉弦细，苔薄黄。肝风鸱张之势已制，痰热渐化未清，仍守前法出入。前方去羚羊粉、鲜竹茹，加川石斛18g（先煎）。3剂。停用抗癫痫西药，激素逐步减量。

三诊：1976年11月4日，头晕减轻，纳增，面色萎黄好转，嗜睡已除，精神转佳，苔黄已化，舌边尖红，脉细。肝风见化，然病后气阴两亏未复，续予调治。太子参9g，川石斛15g（先煎），炙生地12g，炒白芍9g，炒当归9g，朱茯苓9g，钩藤12g（后下），黑大豆18g，川贝母9g，香谷芽12g。5剂。［严世芸，等．张伯臾医案．上海科技出版社，1979：115］

按语：本例病在肌肉经筋与神志，但中医认为肝主筋，肝藏魂，肝病可影响及脾，脾为生痰之源，故可出现痰浊上蒙清窍的情况，这就是整体观的辨证方法和治疗方法的体现，不是见肝病就治肝而不考虑其他脏腑的问题。

（3）上病下取治法是临床常用的方法：例如高血压病的眩晕头痛，可针其足部的太冲穴取得疗效；阳明腑实证，也可以出现谵语直视、目中不了了、睛不和等症，可用大承气汤荡涤胃肠燥屎，诸症自解；内热炽盛的头晕头痛，面赤口渴，口舌生疮，咽痛眼痛，吐血衄血等可考虑用凉膈散、导赤散、泻心汤等治疗，使热邪从大小便而解；肺炎喘咳高烧不退，大便闭结者，可用泻下法而迅速退烧，达到治愈的目的。肾虚病者，可导致咽喉痛，失音，气喘，耳鸣耳聋，牙齿松动，眼睛干涩等病症，属于肾阳虚者，用肾气丸、右归丸；肾阴虚者，可用知柏八味、六味地黄、左归丸等。痰饮病，也有出现恶心呕吐，短气，头晕目眩等症，可用健脾化气行水法，如五苓散或真武汤等来治疗，使水饮从小便而出，达到上病下治的目的。

病例：姜春华教授医案报道一患者，连续失眠 10 多天，彻夜不眠，服大量安眠药无效，患者面红目赤，舌苔黄厚，大便不通多天，此属胃家实，腑气上攻于心，心神受扰不宁所致。投大承气汤后，酣然入眠。

按语：本病变在上部，但是因为腑气不通所致，治疗用大承气汤泻下，获愈。说明必须以整体观思想指导诊断治疗，才能获得疗效。

（4）下病上治也是常用方法：中气下陷的脱肛、子宫脱垂，可用灸百会或用药饼敷贴百会穴，或针刺百会穴升举阳气；肺的肃降功能失职导致癃闭，可用宣肺治闭法，取得疗效；脾阳虚导致的泻泄，可用健脾止泻法取得疗效。

病案：徐某，男性，78 岁，素有小便不利，蹲下后方能解出小便。1周前，病情加重，大小便不通，腰酸抽痛，外科检查为前列腺肥大，住院治疗后，病情未见缓解，主张手术治疗，患者因年老体弱，要求中医治疗。症见大小便不通，腹部膨隆硬痛，气喘短促，脉弦大有力，舌红苔黄厚腻，证属肺失清肃，实热下注，膀胱失职。以三仁汤加枇杷叶、桑白皮、大黄（后下），服 3 剂后，大小便通利。后在此方基础上加减 30 余剂而愈。

按语：本病临床表现在下，大小便不利，但病与上焦肺胃有关，所以用枇杷叶、桑白皮、杏仁等利肺之药后获效。

（5）局部病变是整体功能失调的表现：临床必须从局部病变去分析联系有关脏腑病理表现，含症、脉、舌等变化，从而作出全面调整治疗。

人体的局部与整体是统一的，是互相联系的。因而对任何表现于局部

65

的证候都必须综合全身情况才可能得出正确诊断，人体某一局部区域内的病理变化，往往与全身脏腑、气血、阴阳的盛衰有关。由于各脏腑、组织、器官在生理、病理上的相互联系和影响，决定了在诊治疾病时，可以通过五官、形体、色脉等外在变化，了解和判断内脏病变，从而作出正确的诊断和治疗。如"鼻头色青，腹中痛，苦冷者死；鼻头色微黑者有水气"，鼻头颜色的改变，只是一个小的局部变化，而这是全身气血和脏腑病理变化的反映。又如呼吸的变化，并非只限于肺脏，而与上中下焦也有关系，"吸而微数，其病在中焦，实也，当下之即愈；虚者不治。在上焦者，其吸促，在下焦者，其吸远，此皆难治。呼吸动摇振振者，不治。"从呼吸病涉及上中下三焦，病情有虚有实来看，如不进行全身整体的联系检查，是无法作出正确诊断的。此外，舌通过经络直接或间接地与五脏相通。故曰："查诸脏腑图，脾、肝、肺、肾无不系根于心。核诸经络，考手足阴阳，无脉不通于舌。则知经络脏腑之病，不独伤寒发热有胎可验，即凡内外杂证，也无一不呈其形、着其色于舌"，"据舌以分虚实，而虚实不爽焉；据舌以分阴阳，而阴阳不缪焉；据舌以分脏腑，配主方，而脏腑不差，主方不误焉。"由于人体内部脏腑的虚实，气血的盛衰，津液的盈亏，以及疾病的轻重顺逆，都可呈现于舌，所以查舌可以测知内脏的功能状态。

疾病都有一定的部位，由于人体的整体联系，疾病在其发展过程中，必定会由一处向多处蔓延，这就是传变。《金匮要略》论述杂病是以五脏为中心，故首篇即提示了"见肝之病，知肝传脾"之例，表明了脏病与按所胜之脏相传的趋势，它如"反侮"与"母病及子""子病累母"也是可能的，如"肝着，其人常欲蹈其胸上"，就是肝的邪气太盛，反侮于肺所致，属"反侮"相传的性质，而"夫肝之病，补用酸，助用焦苦，益用甘味之药调之"，则是考虑到肝虚母病及子，故以酸味补肝之性质；而"夫肝之病，补用酸，助用焦苦"，则是考虑到肝虚母病及子，故以酸味补肝之本脏，又以焦苦入心益其子脏，这是子母相传的例子。甘入脾，因肝病可以传脾，故先实脾以防传变是相克的例子。除了五脏间疾病的传变外，还有病由经络内传所属脏腑，或依脏腑表里相传。

"不管自然科学家采取什么样的态度，他们还是得受哲学的支配。问题只在于他们是愿意受某种坏的时髦哲学的支配，还是愿意受一种建立在通晓思维的历史和成就的基础上的理论思维的支配。"（《自然辩证法》）中医学的整体联系法是历代中医学工作者严肃地对待客观现实，由实践到理论又由理论指导实践的反复实践中总结出来的科学思维方法，它符合唯物辩证法普遍联系的原则，因而能对中医学的发展起到重要的作用。

第三节 脏腑经络辨证方法及其临床应用

这种辨证法必须应用脏腑经络学说理论来定位定性定病名等。脏腑和经络是相通的两个不同系统，在生理上，脏腑主持着人体的基本生理功能，尤其是五脏，处于核心地位。经络则主要是运行气血，并把脏腑和皮、肉、筋、骨等各部组织沟通为一个整体，其中经为主干，络为分支。人体整体观念就是以五脏为中心，通过经络将五脏与形体诸窍联结，与精神情志密切相关，五脏生理功能之间的平衡协调，是维持机体内在环境相对平衡的重要环节；同时，通过五脏与形体诸窍的联系、五脏与精神情志活动的关系，来沟通体内外环境之间的联系，维系着人体内外环境之间的相对平衡协调。任何疾病的发生，无论是外感还是内伤，都势必造成脏腑生理功能或所属经络的功能的紊乱，引起阴阳、气血的失调。因此，脏腑失调的病机，在各种病变中占有极其重要的地位，是辨证论治的主要理论依据。脏腑失调的病机学说首见于《素问·至真要大论》病机十九条："诸风掉眩，皆属于肝；诸寒收引，皆属于肾；诸气膹郁，皆属于肺；诸湿肿满，皆属于脾；诸痛痒疮，皆属于心。"以及按照五行学说的生克乘侮规律来阐释脏腑疾病传变的"顺"或"逆"，提出诊治疾病的原则"必先五脏，各司其属"。

仲景以脏腑经络学说理论为依据，具体应用于杂病的预防、诊断和治疗中。

一、《金匮要略》有关理论

（1）以阴病与阳病辨别经络与脏腑病。在病理上，既要求有明确的区分，又必须注意脏腑经络之间的整体影响。《金匮要略》首篇提出"问曰：阳病十八，何谓也？师曰：头痛、项、腰、脊柱、臂、脚掣痛。阴病十八，何谓也？师曰：咳、上气、喘、哕、咽、肠鸣、胀满、心痛、拘急。"所谓阳病，是概括经络所系的躯体病而言；所谓阴病，则是脏腑本身的病证。所以明确是经络病还是脏腑病，这是从病位上对杂病诊断的最基本要求。

（2）明确提出杂病以脏腑经络为辨证中心。诊断与治疗还须进一步明确具体脏腑与经络，以及营卫气血等不同层次及寒热虚实属性等。例如中风病，《金匮要略》具体指出："邪在于络，肌肤不仁；邪在于经，即重不胜；邪在于腑，即不识人；邪入于脏，舌即难言，口吐涎。"指出内因是中风病的主要致病因素，根据其脏腑经络所产生的病理变化，将中风病人处于不同阶段分别落实到脏腑经络的部位上分为中经络和中脏腑，从而有效地指导治疗。如历节病病在骨节与肌肉、筋腱，与肝肾脾有关；又如水气病、痰饮病，《金匮要略》根据水肿和痰饮形成的内脏根源及其所出现的证候，而有心水、脾水、肝水、肾水、肺水及五脏水等五脏辨证，又有气分、血分、水分等病理层次的划分。又如疟病在肝胆；痉病在肌肉经筋；湿病中外湿在经络关节，内湿在脾胃肠；黄疸病病在脾胃肝胆；腹满宿食寒疝病在脾胃肾与肠道；消渴之与肺胃肾；小便不利与肾和膀胱；惊悸血症之与心、血脉；呕吐与脾、胃、肝、肾；哕病与脾、胃、肠；下利与脾胃、肠道等。肺痈与痈肿和肠痈，虽然均名为痈，但由于在脏、在腑、在肌肤脉络等部位的不同，因而各有其不同的病理变化和临床特征。再如《金匮要略·五脏风寒积聚病》篇所论述的五脏中风中寒、五脏积聚以及三焦病变等，这些都应以脏腑经络的生理认识作基础，来作为诊断和治疗的理论。

二、临床应用

（1）必须熟悉五脏六腑的生理和病理理论。熟悉脏腑所属经络的走向和循行部位，是脏腑经络辨证的基本要求。

（2）熟悉《金匮要略》各个病的基本概念、主要脉症及其发病的部位，或与此相关的脏腑病理。

（3）通过四诊的收集，八纲分析归纳，将疾病落实到脏腑或经络上去，明确其病名，病变的性质属性，如阴阳表里寒热虚实等，这样才能做到诊断明确，有的放矢，治病求本。这些脏腑的病理应是中医的理论，最好不要以西医的解剖学的脏腑为依据。对杂病的治疗，《金匮要略》尤其重视脏腑的生理病理特点，书中原则性的指出："五脏病各有所得者愈，五脏病各有所恶，各随其不喜者为病。"要求治病必须应各脏气的生理特征，以适合病人的饮食、药物、居处等助其正气，才能促其向愈。书中又说："夫诸病在脏，欲攻之，当随其所得而攻之，如渴者与猪苓汤，余皆仿此。"这是说病邪深入脏腑，首先必须明确是在哪个脏腑的病，然后根据病邪扰乱该脏的正常功能而形成某些病理产物，即外来之病邪势将与该脏的病理产物相搏为害，故必须一并攻除，此所谓随其所得而治。这些原则，也是依据脏腑经络学说而制定的。

第四节 辨病与辨证相结合的辨证方法及其临床应用

《金匮要略》是治疗内科杂病、部分外科和妇产科疾病的专书。本书首先强调辨病。全书共有内科病达 45 种，每种病皆对其病因病机、主要症状、脉象作了详细论述，其目的是示人辨病，从病者复杂的症状中，先辨出得了什么病？然后在这基础上再进一步详细分析、辨别、归纳，找出该病患者产生那些症状、脉象、舌象等的病因病机病位，以及病情性质包括与有关脏腑的关系等等，所谓审证求因。这个过程即是辨病与辨证相结合的过程、是诊断的重要方法。

一、《金匮要略》的辨病法

（一）根据症状辨病法

1. 根据数个症状相结合的综合分析法诊断某病。《金匮要略》每篇之首均标明病脉证治，其用意乃示人临床应注意首先辨病。《金匮要略》从第二篇至第二十二篇所论内科病、外科病、妇产科病皆以篇首冠以病脉证治，接着对每个病，除以症名病者外皆提出病某的主要症状，这些症状一般有两个或两个以上，故这些症状即是诊断某病的根据。如中风历节病篇，中风以"半身不遂"、"喝僻不遂"、肢体"重不胜"，或"不识人"等为诊断依据。医者要根据某病的数个症状相结合进行辨病，然后再围绕该病进一步辨证治疗。再如痉病主要根据"卒口禁"、"颈项强急"、"背反张"等两个以上的症状来诊断；又如痰饮病的支饮，其辨证主要根据是"咳逆倚息短气不得卧，其形如肿"等诸症状；水气病的风水其诊断只能根据恶风、面目（或全身）浮肿，二者结合才能确定，只见任何一个症状就难以确定风水了；肠痈一病，也是见少腹肿痞，按之痛如淋（即少腹部有按压痛）等症状才能确定；肺痈病原文指出由咳嗽吐浊唾腥臭，咳即胸中隐隐痛吐脓血如米粥等来诊断；百合病的诊断靠饮食、行为、精神失常和口苦、小便赤、脉微数等症脉相结合才能作出诊断；狐惑病是以蚀以喉和蚀以阴、目赤如鸠眼等症状互相结合才可做出诊断。故临床要认真辨证，具备数症状时才可诊断为某病。

从上述可知《金匮要略》诊断某病是十分严谨而又突出重点的，诊断某病必须全面结合诸症状来进行。故这可以说数证结合的辨证法。

2. 凭一个主症诊断某病。某一症状可能是某病的诸症状中不可缺少的重要症状，或某病的唯一症状，缺乏这一症状就不能成为某病。这是《金匮要略》所论述的许多病中经常出现的诊断方法，有人称为"以症名病"。例如呕吐，是以症名病；腹满病即以腹部胀满而命名；还有哕（呃逆），即以一个症状命名；下利即是大便溏而频繁的一个症状而命名的；在消渴小便不利淋病中，小便不利即以此一症而命名；妇人杂病中腹痛即为痛经一症命名；产后腹痛也是以症状命名；在吐血、衄血、下血各以症状而命名。由此可知中医临床诊病，可以以一个重要症状而名病，然后再根据产生该症状的病因病机和主证、脉象、舌象等进行深入的辨证论治。

此外，在《金匮要略》中，对某一病虽然论述了数个症状，但其中有一个症状是辨该病的重点，学者不可不知。如疟病篇中疟病，即以寒热往来，发作有时一症为辨病的要点；痰饮病中狭义痰饮主症是"素盛今瘦，水走肠间沥沥有声"。其中水走肠间沥沥有声一症是此病的要点；胸痹心痛短气病中"喘息咳唾胸背痛短气，寸口脉沉迟，关上小紧"，数脉症中，胸背痛是主症，若无此症则难于诊为胸痹了。同样湿痹中里有"小便不利，大便反快"，二者当中又以大便反快一症为要点。水气病篇，风水的主症中，原文虽然提出"其脉自浮，外证骨节疼痛，恶风"，但必须以头面浮肿为主症；皮水以四肢浮肿为主症等等，学者在熟读原文时不可不知。

（二）临床应用

掌握每个病的主要症状外，要结合有关的主脉或脉象主病内容，互相结合，作出病名诊断。笔者治一妇人，53 岁，素有慢性咳嗽史，半月前因感冒发热，咳喘加重，痰多不得平卧，经门诊治疗，发热稍退而喘咳加重，入院诊治，诊为肺源性心脏病、肺部感染、下肢浮肿。经用抗生素、呋塞米等效欠佳邀余会诊，刻诊除上述症状外见患者半卧于床，问之则少气懒言，声低欲寐，时时咳嗽。查体温 37.8℃，两寸关沉细无力。余曰：此少阴病。处方：熟附子 20g，炙麻黄 6g，细辛 4g，茯苓 30g，白术 10g，桂枝 12g，党参 30g，泽泻 20g。3 剂，每日 1 剂。服后尿量明显增加，咳喘大减，又 4 剂诸症大减，体力增加，语言有力，精神好转，进食增多。后改用陈夏六君加黄芪 30g、苡仁 30g、扁豆 30g。调理半月而愈。

按语：本病例从症状辨可诊为咳嗽上气，或水气病。但其病机则较难确定,重点在于脉象,细而无力,结合声低欲寐,可知是《伤寒论》中的"少阴之为病,脉微细但欲寐也",故用麻辛附子汤加苓桂术甘汤加减而获显效。

二、辨 证 法

(一)以症辨证型法

同一种病在不同人身上,甚至同一种病在不同时期,有不同的病理机制,因而其证候表现或脉象就有一定差别,也就是说有不同证型表现,因此需用各种不同的治法和方药,这就是为什么《金匮要略》中每种病有不同类型的证候并分别施予不同的"方主之"、"亦主之",或可与某方的原因。《金匮要略》中有以症辨证型者,有以症言变证者,有以症言病机者和以症言预后者。

1.《金匮要略》的内容

(1)以一个症状的特点(含部位、性质、时间等)以决定其证型。如腹满寒疝宿食病中云:"病腹满,按之不痛者为虚,痛者为实。"又云"腹满时减,复如故,此为寒。""腹满不减,减不足言,须当下之。"这里的腹满拒按(按之痛),和喜按(按之不痛),以及"时减"与"不减"等来区别寒证、热证、虚证、实证。这种辨证法临床上要极其重视。湿病原文中云"太阳病关节疼痛而烦,发热日晡所前者,名风湿。"从日晡所发热一症,可知为风湿证型而非寒湿或湿热。

血证中吐血下血者,出现吐、下血时间不同,其病情的属性则有别。"从春至夏衄者太阳,从冬至秋衄者阳明"。因太阳主生发,春夏阳气生发,若阳热太过则热伤血脉故属太阳;秋冬阳气内藏,属阳明燥热居多,故属阳明。

气分病,必见心下痞(坚)之症,为气滞饮停的表现。若大如盘,边如旋盘,说明痰结较轻浅,一般为脾虚气结引起,故治法可用枳术汤;若如旋杯,为痞结较重,多为脾肾阳虚气滞所致。故治疗宜桂枝去芍药加麻黄附子细辛汤温发里阳,散阴寒之气,从痞坚的大小以别病之轻重病情。

《金匮要略》水气病篇中,皮水有夹热证、有气滞证、有阳郁证等等。原文指出"厥而皮水者,蒲灰散主之"。意为水肿病见四肢厥冷者,为水气外盛,阻碍阳气通行引起的证候,故当利水通阳。

病有寒热之分,原文指出"干呕哕手足厥者,橘皮汤主之"。意即哕而兼手足厥冷,无他证者,为胃有寒邪,胃阳受伤,胃气上逆而成。故须散寒降逆止哕之橘皮、生姜治疗。

呕吐有寒热水饮等不同病因引起。就同是热性呕吐，也有不同发病机理。"干呕而利者"，即干呕或呕吐兼利下臭秽（或大便溏而不爽），这一症状者，则为肠道有湿热，邪热犯胃而呕，需用清肠热燥湿之黄芩加半夏生姜汤治疗；"食已即吐者"，是言食入于胃，随即呕吐者，这是胃肠中有热，邪热上冲的表现。临床可以根据这一呕吐的特点，诊为胃肠有热证。

血证中，下血者，可凭大便与出血的先后辨为近血与远血。"下血，先便后血，此远血也"，即远离肛门的出血；"下血，先血后便，此近血也"，即肛门附近出血。当然临床不可将此证辨为寒热二证，但可以判断其出血部位上下之不同。

在五脏风寒积聚病中指出："大肠有寒者，多鹜溏，有热者，便肠垢。"即大便水粪杂下如鸭之大便者为大肠寒湿；大便有黏液垢腻不爽者为大肠有热。根据大便性质，即可诊断其寒热之病证。

在虚劳病中，"虚烦不得眠"即心中烦扰郁而不宁，是肝阴虚之证。当用酸枣仁汤治疗。

以上是《金匮要略》中常以一个症状特点作为诊断某病中某种证型和病机的重要依据。

（2）以两个或两个以上症状，作为诊断某种病的证型和病机的依据。临床上很多情况下不能单凭少部分症状，必须多个症状相结合进行归纳分析，才能全面反映病情状况，作出准确诊断。例如，痉病分刚柔二痉，这是由于引发痉病的病因不同而已。故原文指出"太阳病，发热无汗，反恶寒者，名曰刚痉"；"太阳病，发热汗出，而不恶寒，名曰柔痉"。这里决定刚柔二痉的主要症状是：无汗、恶寒与汗出而不恶寒两个症的不同。如果无此两组症状则不能妄诊。

《金匮要略》对每种病皆分出几种证型，各有其病状和病因或者病机：故各有不同的症状表现，而分别施于何方。如痉病有柔痉的瓜蒌桂枝汤证：恶风、汗出、脉反沉迟。结合身体强几几然等作出诊断；葛根汤证必须是无汗小便反少，气上冲胸结合痉病主症之口噤不语等才能诊为刚痉。大承气汤证则必有胸满、口噤、卧不着席、脚挛急、龂齿等阳明经脉因热盛津伤，经筋失养的症状。这里有五个症状须结合起来，才能作出阳明热盛伤津的诊断。

湿病中，有表实证、表虚证及表里阳虚证三种证型，每种证型又有不同症状表现。如寒湿表实证当见一身尽疼（游走性）及发热日晡所剧为特征。表气虚证中以恶风、自汗出、脉浮、身重为特征等。

2. 临床应用

临床上这种以症状来分析其病因病机确定证型，然后治病求本，是日常必用的方法，这种辨证法需要应用前面所说的抓主症、明兼症法或综合分析法。

（1）掌握辨证方法（即第一章所述的辨证法），通过辨证明确其病因病机，治病求本。如何应用《金匮要略》的以症辨证的方法？笔者认为最重要的是熟悉辨证方法。这点在第一节辨证论治方法中已经作了详细说明。在那两个方法中，最重要的是抓主症再结合兼症这种方法。即首先抓住病人最痛苦的症状或属于全身性症状者为主症，主症可以是一个或几个。再围绕主症的部位、性质等进行初步辨别得出初步印象，然后再分析各个兼症和脉舌得出第二印象，这两个印象再结合起来考虑就可以得出结论了。这个结论不是别的，就是病因或病机，这就是本，发病的本质。治病必须治其本，而不是针对某个具体症状。

（2）必须熟悉原文中各病的主症及各方适应证的有关原文，各方的作用和组成。原文中凡言明某症而某方主之者，或言可与某方者，这些症脉即是说前面所说这一证型的主症和兼症。临床上抓住这个主症分析。再结合其他兼症、脉象等进行分析或用综合分析法，诸症参合分析就更为全面了。例如原文说："腹满，口舌干燥，此肠间有水气，己椒苈黄丸主之。"此三个症状，腹满、口干舌燥、肠间有水气（包括腹水或水肿或肠鸣音亢进），结合起来分析辨证，则可以知道，此乃水饮化热，气滞津伤之证。可知其人必有大小便不利，导致水无出路而内停。临床抓住三症，结合大小便不利，即可用己椒苈黄丸。

病例：慢性肺源性心脏病案。病者蔡某，女，65岁。因患肺心病住院。周身高度浮肿，喘咳，不得平卧，腹胀，口干舌燥，二便不利。西医诊断为老年性慢性支气管炎；阻塞性肺气肿；慢性肺源性心脏病；心力衰竭Ⅲ级。中医诊为水肿或痰饮内留，阳气阻滞，津液不能上承。予以防己、葶苈子各30g，椒目15g，大黄、麻黄各10g，补骨脂15g。水煎服。药后5天喘咳减轻，二便通畅，水肿见消，病情缓解。[卢祥之.名中医治病绝招.北京：中国医药科技出版社，1989：67～68]

（3）以症辨证的目的是明确病因病机，只要病机相同，一方可以多用，灵活加减。临床疗效源于正确辨证，根据其病因病机，据证立法处方，同一病因病机可产生多种病证。故不同的疾病可用相同的方药，谓之异病同治。通过以症辨证，明确病机，选方用药即能灵活变通。

第五节 鉴别诊断法

鉴别诊断是诊断和治疗疾病的一项十分重要内容，我们在每天诊务中都会遇到的问题，不经过鉴别则不可能得出正确的结论，治疗就无的放矢，难取疗效，甚则可能因误诊而导致误治。在《金匮要略》中仲景十分重视鉴别诊断，其内容包括病与病的鉴别法、症与症的鉴别法等。

一、病与病的鉴别诊断法

两个或两个以上的病，由于存在：病因相似；病机相近，或相同；病位相近或相同；症状相同或相似。必须作出鉴别诊断，以明确疾病名称、基本病因病理病位及性质，以便进一步辨证治疗。

本法在《金匮要略》中用数病合篇的办法，除了提出各自的主症主脉等以外，还提出其相同或相似的症状、脉象以便同中求异，异中求同的鉴别。如第二篇的痉湿暍三个病合篇，因该三病初起时皆可由外感风邪引发，皆可出现表证恶寒发热，头痛，肌肉酸痛或颈部酸痛，有汗或无汗等症状，故必须进行鉴别诊断。百合狐惑阴阳毒病，三病存在着一些相同或相似症状。如百合病之意欲食，复不能食，常默默，欲卧不能卧，如寒无寒，如热无热，脉数，小便赤，与狐惑病之状如伤寒、目不得闭、卧起不安、脉数等相似。狐惑与阴阳毒病皆由湿热毒邪引起，二者皆可出现咽喉溃疡或肢体疼痛等症状。三病皆与血脉有热和心脏有关，但各有其主症和病机，同中有异，故需鉴别诊断。中风与历节病，二者皆因气血不足，感受风邪引起，症状上也可出现肢体不能随意运动等相同或相似之处，但各自病机有别，主症不同，故须鉴别，前者半身不遂，后者但臂不遂。

血痹与虚劳，二病同属气血阴阳虚弱之病，虽病名不同，主症有区别，但可以互相转化互相影响，如气血虚弱的患者感受风邪后引起局部肢体麻木者，则称为血痹。血痹进一步发展，也可变为虚劳病，故二者可能有相同的气血不足之脉证，但治法不一，需互相鉴别。肺痿、肺痈、咳嗽上气，是三个不同的病证。三病皆属肺脏之病，皆有咳嗽，咯痰或气喘之症。但又有虚实寒热和痰浊性质等不同，故需鉴别。

胸痹与心痛是两种不同的病，但因二者皆病在上焦，阳微阴弦的病机相似，有胸痹满或胸痛或心下痛等相同的症状，但病位有别，主症亦不同，需要鉴别。

此外有腹满、寒疝、宿食三种胃肠道病变；消渴、小便不利、淋病属肾与膀胱病变；惊悸与血证同属心与血脉之病；呕吐、哕、下利病等胃肠道病，其病位、症状、脉象等相同而又不同之处，具体详参各病的分篇论述。

《金匮要略》书中指出病与病的鉴别要点，举例如下：

在水气病篇中原文第 4 条即指出："太阳病脉浮而紧，法当骨节疼痛，反不痛，身体反重而酸，其人不渴，汗出即愈。"是说明太阳病与风水病的鉴别要点。因二者皆可由感受风寒之邪引起，病邪相同，故可出现发热、恶风或恶寒、无汗、脉浮紧等相同的症状，但太阳伤寒则当身痛骨疼，是因寒邪郁表所致；风水则为水湿在表，故表现身体重而酸，重是湿邪为病的特点，酸是风邪为病的表现，故曰反重而酸，当然还有面目轻度浮肿。但纵使不肿，仅就重酸与身痛即可辨风寒与风湿了。

原文又曰："渴而不恶寒者，此为皮水。"接上文提出风水与皮水两证的鉴别。因两证皆有四肢肿，甚至皆可见脉浮，但前者因风致水故见恶风恶寒之症，皮水乃脾虚水湿内留，津不上承，故不恶风寒而口渴，鉴别之要在此。

又言："身肿而冷，状如周痹，胸中窒反聚痛，暮躁不得眠，此为黄汗，痛在骨节。"此段乃水气病与黄汗病的鉴别。二病皆有水湿在肌肉皮肤之病，皆有浮肿而冷或骨痛症状，但水气病为水溢肌肤之病，故浮肿为主，湿未化热故无烦躁不眠，汗出色黄之症；黄汗则为湿热郁蒸肌肤所致，虽身肿骨疼而汗出色黄如黄柏汁，伴胸中窒闷、纳呆、失眠烦躁等湿邪内侵阳郁湿热熏蒸的症状。

"咳而喘，不得卧者，此为肺胀，其状如肿，发汗则愈。"此段为风水与肺胀的鉴别。二者皆因肺气受郁，故可有咳喘、面浮肿，或有表证、脉浮等。但风水以浮肿为主症；咳喘颇轻，肺胀则因外邪加内饮而成，肺气膹郁，宣降失职，故以咳喘为主症，浮肿颇轻或只为气肿。类此，病与病之间需作出鉴别诊断在《金匮要略》中多处出现。如历节病的关节出黄汗与黄汗病的鉴别："黄汗之为病，两胫自冷，假令发热，此属历节。"以两胫自冷与发热来鉴别二病的病机不同，症状有别。

"食已汗出，又身常暮盗汗出者，此劳气也。"一句指出黄汗的汗出是不以饮食和傍晚时间增多为特征，虚劳病汗出则可与饮食、时间有关，汗色也不一样，以此鉴别等等。

妇人妊娠与癥病的鉴别，也论述详细。妇人妊娠与癥病的鉴别：原文云"妇人宿有癥病断经未及三月而得漏下不止，胎动在脐上者，为癥痼害，妊娠六月动者，前三月经水利时，胎也。"说明癥积与妊娠是有区别的。若停经六个月觉胎动，而且孕前三个月月经正常，胎动部位在脐下或少腹，腹部按月增大者为妊娠胎动。若素有癥积病史，停经前三个月，月经不调，停经后不到三个月即有胎动，且部位在脐上，腹部拒按而痛和下血者为癥病。

二、证与证的鉴别诊断法

同一种病，因人的体质各异、感邪的轻重、兼夹其他病邪的性质或饮食、生活习惯等的不同，在不同的人或同一个人的不同的病程中表现的症状、脉、舌也不一样，这就须作出鉴别诊断；不同的病，可产生相同症状，究竟是此病还是彼病，故须鉴别；一个病有无兼表、兼里，兼食滞、气滞、瘀血等也须作出鉴别。《金匮要略》中对这些鉴别方法特别重视。

《金匮要略》将每一病分为多种类型，不同类型其症状脉象不同，病机有别，故施予不同方药。同一胸痹病即可分为瓜蒌薤白白酒汤证、瓜蒌薤白半夏汤证；同一证型又有不同治法，如"胸痹心中痞，气结在胸，胸满胁下逆抢心"，就有枳实薤白桂枝汤和人参汤证的不同，这些不同方所治之证必然有差异。狭义痰饮病"短气有微饮"，也有苓桂术甘汤证、肾气丸证。同是痰饮，有甘遂半夏汤证、有己椒苈黄丸证，这些都需要鉴别。像此类的鉴别各篇皆可见，需作出鉴别诊断后方能选方用药（可参考本书辨病与辨证相结合内容）。

利用一个"反"字强调鉴别时辨证的要点。例如痉病本应有项背强直之症，原文中"太阳病无汗反恶寒者，名曰刚痉"，用"反恶寒"三个字来说明要与发热汗出不恶寒的柔痉相鉴别，正如徐忠可说："治痉者，刚柔之辨最为吃紧，故特首拈无汗反恶寒为刚痉……以示辨证之要领耳。"恶寒与不恶寒是鉴别刚柔痉的要点。"太阳病，其证备，身体强，几几然，脉反沉迟此为痉"，指出太阳病与痉病的鉴别要点，痉病脉沉迟，因沉主里，迟主营卫不利，为津血不足之象，故为痉病；得太阳表证而无脉浮缓，反见沉迟者为痉病。同上"太阳病无汗而小便反少，气上冲胸……欲作刚痉"，指出见太阳表实证，反而出现小便反少，这是津液不足感受风寒的痉病，不是太阳风寒证，以"小便反少"一句说明太阳表实证与刚痉的鉴别点。

水气病篇中"太阳病，脉浮而紧，法当骨节疼痛，反不疼，身体反重而酸，其人不渴，汗出即愈，此为风水。"即以"反重而酸"句指出虽有太阳表证表脉，但有一点，身体酸重即非风寒表证乃是风湿所致，因湿邪重浊黏滞，如尤在泾所说："有风则脉浮体酸，在湿则脉濡身重。"

黄疸病篇中，"黄家日晡所发热，而反恶寒，此为女劳得之"，指出黄疸病系湿热蕴蒸，郁于阳明，法当日晡发热，若不发热反见恶寒者，则非阳明湿热，是肾虚内热的女劳疸证。以日晡发热或恶寒作为鉴别湿热与肾阴虚内热的要点。

呕吐哕下利病中，"呕家本渴，今反不渴者，以心下有支饮故也"。提出呕家口渴为饮邪外出，今反不渴，饮仍停于内，以一"反"字强调饮邪去与未去的鉴别要点。

痰饮病篇，"病者脉伏，其人欲其利，利反快，虽利心下续坚满，此为留饮欲去故也，甘遂半夏汤主之"。用"利反快"三个字强调本病的饮邪内结的实证，该用泻法。可以想象若利后身倦欲寐短气者则为虚证。

以上为《金匮要略》中有关证与证鉴别诊断内容，因篇幅所限不能尽举。

三、平脉辨证法（平脉象辨病与辨证）

1.《金匮要略》的内容

在《金匮要略》中，借脉象辨病与辨证者比比皆是，前面第三节已言及平脉辨病的内容。如痉病的主脉是"按之紧，如弦直上下行"；湿病的脉象为沉细（有力）；暍病中，症状为热证，脉象可以弦细芤迟，是暑邪伤气伤阴津的表现；百合病之脉，微数（即细数）；"疟脉自弦"，平弦脉辨疟病；虚劳病中，"脉大为劳，极虚亦为劳"，以脉大无力，或极虚之脉诊为虚劳病；肺痿肺痈皆有咳嗽气上逆喘而咯痰等症，但"脉数虚者为肺痿，数实者为肺痈"，胸痹病中，"阳微阴弦即胸痹而痛"，腹满病证中，"趺阳脉微弦，法当腹满"，根据趺阳脉弦诊为虚寒腹满；宿食病中，"脉紧如转索无常者，有宿食也"，凭此紧中带滑如转索无常之脉诊为宿食病；痰饮病中"脉偏弦者，饮也"，凭此偏弦之脉诊为痰饮病；水气病中，"脉得诸沉，当责有水"，凭此沉脉诊为水肿病；惊悸病中，"寸口脉动而弱，动即为悸，弱即为惊"，以脉动与脉弱诊为惊悸；呕吐胃反证中根据"趺阳脉浮而涩"，诊为阳虚，阴不足的胃反一病。

《金匮要略》对许多病皆提出其主脉，说明某种脉象是某病的特殊表现。在特定情况下此脉象可诊为某病，但这也不是绝对地单凭某脉主某病，必须在有根据怀疑某种病时，见到某病之脉才可作出诊断，而临床症状也很重要。故仲景在许多情况下强调脉与症相结合作出判断。如水气病中"脉得诸沉，常责有水，身体肿重"一句，即示人不可见沉脉即断为水气病，要有一些水气的症状如身体肿重，结合起来才可下水气的诊断。尤其是有一脉主数病者，更要重视脉症相合了。例如脉弦，可主疟病、寒疝、痰饮病等数病，只有在见恶寒发热，寒热往来，发有定时，再参见有弦脉，才可初步诊为疟病；又如腹部疼痛，脉又弦紧，始可疑为寒疝；偏弦之脉只有见水走肠间，沥沥有声等症状时，始可疑为痰饮病。总之，不可以单凭脉象辨病，因为脉诊只是四诊之一。

平脉辨证在《金匮要略》中，随处可见，以脉辨证也是《金匮要略》诊治疾病的一大特点。许多疾病除指出其主脉以外，随着病机的不同即证型不同而有不同的脉象，这种脉象便是某种证型的脉，这也是诊断的根据之一。如"疟脉自弦，弦数者多热，弦迟者多寒"，故弦数脉者即为疟病热多寒少型；弦迟脉，为寒多热少型。痉病的主脉为紧如弦直上下行，但有太阳中风证及痉病之主症"身体强几几然，脉反沉迟有力者"，乃是邪阻筋脉，营卫不利类型的痉病，用瓜蒌桂枝汤治疗。湿病中，表湿脉大有力为邪气盛，病邪在上的病；湿病脉浮虚而涩者，是风湿在表，表阳虚之证型；历节病脉浮而滑，是胃有湿热之象；湿病脉涩小兼短气自汗出是表阴虚，卫表虚弱的表现。血痹病者，"脉自微涩，在寸口，关上小紧"，是卫表阳虚，风寒在表，邪轻病浅的一种血痹；若"寸口关上微，尺中小紧"，又是营卫气血更虚，风寒入侵血分的表现，此为两种不同证型的血痹证了。虚劳病"脉大"和"极虚"为主脉，但其中有阴虚、阳虚及阴阳两虚的不同证型，故其脉象也有区别："脉沉小迟名脱气"，乃阳气虚之证；男子"脉浮弱而涩"为肾精不足，阳气亦虚之证；"脉虚弱细微"，为阴阳两虚、外卫不固，故喜盗汗。脉浮大无力者，乃阴虚阳浮之证。咳嗽上气病也可以脉象分证型、辨病机、定治疗："咳而脉浮者"是寒饮夹热上迫证；"咳而脉沉"为水饮内停，壅遏肺气之证，故治疗不同；"脉浮大者"（有力），又是饮轻热重之证。腹满，有寒热虚实之分；"腹满发热十日，脉浮而数"，乃腹满里实兼表证；"胁下偏痛，发热，其脉紧弦"者为寒实内结证。宿食病，"脉数而滑者"是宿食内结之证，故用大承气汤。同是紧脉，可主风寒表证，也可主宿食不化，临证须仔细鉴别。五脏病中，五脏死证皆可由脉象作出诊断，如"肝死脏，浮之弱，按之如索不来，或曲如蛇行"；脾约病，"趺阳脉浮而涩"等等。说明平脉可辨病也可以辨证。读者可在《金匮要略》书中仔细分析。

2. 临床应用

临床应用脉象主病时，只有在病者所出现临床症状不多，或虽有一些症状而这些症状又是某二种或三种病的共有症状，一时难于确认是何病时，脉象是一个重要的诊断参考。

病者昏迷不醒，其他症状不多，难以作为重要的诊断参考根据。此时脉象主病显得很重要。此平脉辨病与前面平脉辨证有许多相似之处，可参阅。

病例一：中风脱证案。病者：姚家瑞妻徐氏。病名：中风脱证。病因：产后血虚，误于前医不问病之虚实，遽以产后普通方芎归汤，加疏风发散药治而加剧。证候：产经十点钟，孩提包衣方全下，恶露过于常胎，头晕呕吐，憎寒壮热，舌苔浊腻，面色秽垢，头不能举，汗出不止。医投以芎归汤加发散一剂，未完，汗出如雨，大气欲脱，神识时愦。

诊断：六脉浮大鼓指，重按空而无力，确系阴血骤虚，内风暗动，孤阳上越之危候。

疗法：遵仲景桂枝加龙骨牡蛎汤增减。

处方：川桂枝 3g，杭白芍 15g，炙甘草 4.5g，左牡蛎 15g（生打），龙骨 10g（生打），西潞党 4.5g，黑附片 1.8g，明天麻 4.5g，红枣肉 6 枚，生姜 2 片。2 剂。汗收热除。第三天买药，遇其同姓药店官，谓其生产未过 3 天，这医生方内都不用当归、川芎以去瘀血，诚属怪医。如果纯粹服此补涩药，恐怕将来汝妻要被这药补到瘀血，就要肚胀而死。遂于方内加当归、川芎各 4.5g。煎服头一煎，霎时间前症完全复作。夜半又来特招，询问始知其故，噫，医药岂可儿戏乎？

二方：前方加酸枣仁 10g，日进 2 剂。

效果：半月后诸症悉除，进以血属补品廿天，躯干精神始完满。〔黄煌．医案助读．北京：人民卫生出版社，2001：86〕

病例二：费某，患烦躁不眠。医家见其舌苔白也，投以温药，因而狂妄瘛疭，多方不应。孟英视之，左脉弦细而数，右软滑，乃阴虚之体，心火炽，肝风动，而痰盛于中也。先以犀角、羚羊角、桑叶、菊花熄其风；玄参、丹皮、莲心、童溲清其火；竹茹、贝母、雪羹化其痰，两剂而安。随与三甲、二至、磁珠潜其阳，甘草、小麦、大枣缓其急，地黄、麦冬养其阴，渐次康复。〔黄煌．医案助读．北京：人民卫生出版社，2001：87〕

读中医经典，重临床实践

湖南中医药大学　熊继柏

学好中医经典，必须达到四条标准。

一、读懂

读中医经典，不仅要弄懂其字、词含义，更要弄懂其本义。

举例：《素问·四气调神》："夫圣人不治已病治未病，不治已乱治未乱，此之谓也。"

《素问·热论》："人之伤于寒也，则为病热，热虽甚不死；其两感于寒而病者，必不免于死。"

《素问·热论》："伤寒一日，巨阳受之……二日阳明受之……三日少阳受之……四日太阴受之……"

《金匮要略·脏腑经络先后病》："见肝之病，知肝传脾，当先实脾，四季脾旺不受邪，即勿补之。"

《伤寒论·太阳病脉证并治》："太阳与阳明合病，必自下利，葛根汤主之。"

二、读熟

读中医经典，必须有选择地记、诵、背。只有熟才能融会贯通，熟才能生巧。

1. 重要理论的经文

例如《内经》与《金匮要略》论述病因学理论、病机学理论、藏象学理论原文；《伤寒论》六经病证提纲原文；《伤寒论》论发热恶寒辨证要点的有关原文。

2. 主症、主法、主方

例如《伤寒论》各经的主症、主方；《金匮要略》各种主要杂病的主症、主方；《温病条辨》各种温病的主症、主方；《温热篇》温病的卫、气、营、血施治原则。

三、掌握

掌握经文的精神实质，是学习中医经典的关键。

举例：《素问·生气通天论》："阴阳之要，阳密乃固。"

《灵枢·营卫生会》："夺血者无汗，夺汗者无血。"

《金匮要略》："病人脉浮者在前，其病在表；浮者在后，其病在里。"

四、运用

中医临证治病，应当运用经典理论去指导辨证论治，学以致用，才能提高临证水平。姑举本人临床验案数则以供参考。

1. 奔豚案

盛某某，女，46 岁，出诊农村病例。初起患头晕目眩，心悸不宁，肢体困倦，渐至卧床不起，特别畏光惧明，成天躺于暗室之中，闭户塞牖，如此一卧不起竟达四年之久，其饮食、二便均在暗室之中。诊时，见病人所居之暗室门窗紧闭，询其何故？病人答曰：我不能见光，见光则目胀欲脱，心烦欲死。询其病状，曰：心悸而恐惧，目胀而眩，睁开眼睛则眼前有如大雾弥漫之状；胸中闷痛，一阵阵犹如大水撞心，若身体稍微动作则"大水撞心"更加剧烈，痛苦难忍，甚则呕吐。诊见患者神志清楚，语音清晰，乃使人强将患者抬出暗室之外以察面、舌，可刚抬动其身，患者即大呼心中难受，待抬出其暗室时，患者竟突发昏厥。少时延醒，犹以手扪胸，面呈痛楚之状。察其面色惨白，形容憔悴，蓬头垢面，秽气熏人。舌质淡红，舌苔灰白，脉象弦而略数。

辨治论据："奔豚病，从少腹起，上冲咽喉，发作欲死，复还止，皆从惊恐得之。"（《金匮要略》）

处方：奔肠汤加茯苓。

2. 痰瘀合阻胸满案

徐某某，男，19 岁，专家门诊病例。患病 3 年，某医院诊断为癫痫，但从未出现昏仆抽搐。每数日发作一次，甚则每日连续发作，发则胸中满闷，满闷则呼吸气促，舌僵不能语，口唇青紫，神志呆滞，兼见口苦、口渴而不多饮，喉中多痰。每次发作少则数分钟，多则 10 余分钟。自诉发作期间自己完全清醒，并不昏迷。发作后尚有数分钟时间觉头昏，呼吸气短。舌苔黄腻，脉滑。

辨治论据："病人胸满，唇痿舌青，口燥，但欲漱水不欲咽，无寒

热……为有瘀血。"(《金匮要略》)"短气躁烦，心中懊憹……心下因硬，则为结胸。"(《伤寒论》)

处方：小陷胸汤合二味参苏饮。

3. 阳虚失眠案

张某某，女，70岁，电话求诊病例。诉患失眠长达30年，近10年来失眠逐渐加重，长期靠服用安眠药维持，每晚睡2～3个小时，每一个月之中亦偶有几宿能入睡4～5个小时。由于长期失眠，病人常觉气短、乏力、心悸。近10年来并出现明显的畏冷恶寒，尤其是脘腹部特别感觉寒冷，即使是在暑热炎天，也必须用棉毯裹腹，且一定要进热饮热食，若饮食温度稍低，则下咽之后立觉腹部寒冷如冰。此外，尚有背部冷痛，足跟痛等症。

辨治论据："卫气者，昼日行于阳，夜行于阴……今厥气客于五脏六腑，则卫气独卫其外，行于阳，不得入于阴……不得入于阴，阴虚，故目不瞑。"(《灵枢·邪客》)

处方：半夏秫米汤合桂枝加龙牡汤原方。

4. 久泻并脱发案

周某某，男，37岁。专家门诊病例。诉患泄泻达10年之久，不论春夏秋冬，从不间断，少则日泻3～4次，多则日泻7～8次，伴有轻度腹满，泄出稀溏便。若遇饮食不适，或稍事劳累，则泄泻必然加重，甚则肠鸣腹痛，粪便中常夹有不消化之食物残渣。由于长期泄泻，体质逐渐衰弱，不仅其精神疲乏，四肢无力，形体消瘦，食纳减少，而且近半年来，头发逐渐脱落，数月之内，头发几乎已经脱光，眉毛全部脱落。就诊时，见患者面色淡白无华，形体瘦弱，声低息短，头部只有稀疏几根头发，眉毛已全部脱光，整个形象就是一个弱老头状态。舌淡苔薄白，脉沉细。

辨治论据："清气在下，则生飧泄。"(《素问·阴阳应象》)"脾病者，虚则腹满肠鸣，泄食不化。"(《素问·上古天真论》)

处方：升阳益胃汤去黄连，合桃花汤。

5. 经前泄泻便血案

吴某某，女，47岁，专家门诊病例。患月经前大便下血，并大便溏泻，10余年不愈。曾经多次住院治疗，医院诊断为乙状结肠炎。但仅逢月经前5日左右开始，大便溏泻，便后即下血，血色暗红，无腹胀腹痛等症。俟月经已行，则大便血即止，大便溏泻亦随之而止，月经基本正常。平时但觉精神疲乏，尤其是行经期前后数日内，精神明显疲乏，食纳亦有所减。舌淡苔薄白，脉细。

辨治论据："下血，先便后血，此远血也，黄土汤主之。"(《金匮要略》)

处方：黄土汤原方。

6. 肿胀重证案

罗某某，男，36岁，专家门诊病例。患水肿，腹胀，腹痛，大便溏泻，送医院住院治疗，诊断为克罗恩病。病历一月，水肿腹胀愈甚。就诊时，见患者一身浮肿，头面及下肢部肿势尤甚，按其皮肤凹陷不起，腹部胀满，阴茎阴囊尽肿，阴囊肿大如球，伴有腹痛，大便溏泻，日泻4～6次。并见其畏寒，四肢厥冷，气喘，口不渴，舌苔薄白，脉沉细而迟。

辨治论据："肾者，胃之关也，关门不利，故聚水而从其类也。上下溢于皮肤，故为胕肿。"(《素问·水热穴论》)"正水其脉沉迟，外证自喘。"(《金匮要略》)

处方：真武汤合五皮饮原方。

《金匮》和《伤寒》，经方和临床

江西中医学院 杨扶国

《金匮要略》和《伤寒论》的作者均为张仲景，且两书原为一书，名《伤寒杂病论》，因历史原因而分为两书。两书具有重要历史意义，开中医学从基础理论走向临床辨证施治的先河，而且至今仍有很高的实用价值。如有人对日本89位汉方医处方应用情况进行调查，结果临床应用最多的前十方为：小柴胡汤（52）、当归芍药散（51）、桂枝茯苓丸（40）、大柴胡汤（46）、柴胡桂枝汤（45）、八味丸（40）、五苓散（34）、葛根汤（30）、小青龙汤（29）、加味逍遥散（28）。可见经方运用不仅在国内多，在日本应用更为广泛。

《金匮要略》为杂病辨证施治第一书，其内容甚为丰富。以方剂而言，全书共有262方，除去后三篇方剂，则共有205首，其中有附方29首，如风引汤、侯氏黑散、外台茯苓饮、千金苇茎汤等。在这176方中主要由三大部分组成：第一部分是和《伤寒论》相同方为44首，如大小柴胡汤、桂枝白术甘草三附子汤、半夏甘草泻心汤、大小承气汤、小建中汤、桂枝汤、吴茱萸汤、乌梅丸等。其主治有的和《伤寒论》同，有的则异；第二部分是在《伤寒论》方基础上加药成新方，如桂枝龙牡汤、黄芪建中汤、茵陈五苓散、麻黄加术汤、白头翁加阿胶甘草汤、越婢加术汤、越婢加半夏汤、白虎加桂枝汤、小青龙加石膏汤等，这些方剂的临床应用，大大超过了原来《伤寒论》基础方的治疗范围，更适合杂病的临床实际应用，有化平淡为神奇之妙，这一部分虽然数量不多，却占有重要地位；第三部分是《金匮要略》独有的方剂，这是《金匮要略》的主体，如肾气丸、当归芍药散、大黄䗪虫丸、鳖甲煎丸、温经汤、胶艾汤、桂枝茯苓丸、百合地黄汤、甘麦大枣汤、桂枝芍药知母汤等，这类方剂目前在临床上仍得到广泛运用。程门雪指出"治杂病的方法，大多是来源于《金匮要略》，各篇所出之方，几乎无一不妙，指导意义极大。""经方用之得当，疗效非时方所及，相反来说，用之不当，流弊也较显著。"这话是很符合临床实际的。至于陈修园所说："《金匮要略》所载之方，人以为不全，而不知其无微不到，何也？人人所共知者，不必言也，所言者皆以讹传讹之证。中工能治者，不必论也，所论者，无一非起死回生之术。"则未免太过。

在用药方面，《金匮要略》和《伤寒论》有同中有异，《金匮要略》205 方中，共用药 155 味，入方 10 次以上的有生甘草、桂枝、生姜、大枣、芍药、半夏、干姜、甘草、茯苓、人参、白术、大黄、麻黄、黄芩、炮附子、当归、枳实、枣仁、细辛、石膏、厚朴、川芎。这些药物绝大部分也是《伤寒论》常用的药物，而且都是以温热药为主。但《金匮要略》根据杂病特点，在用药上又有其特点，如杂病多气血亏损之证，用黄芪、当归较多，黄芪有 8 方，当归有 14 方；而《伤寒论》未用过黄芪，用当归也只有 4 方。在附子的运用上，《金匮要略》用附子多为温肾补阳，故多用炮附子；而《伤寒论》用于回阳救逆，多用生附子；乌头在《金匮要略》用于治疗沉寒痼冷的痹证、寒疝，甚为合拍，在《伤寒论》中则无一用乌头。再如虫类药，《伤寒论》只有抵当两方用水蛭、虻虫二药，而《金匮要略》有 6 方用了 8 味虫类药，可以说，《金匮要略》是杂病用虫类药的鼻祖，给后世很大启发。

下面就《金匮要略》的治法及方剂应用，谈谈个人的经验和体会，不当之处请批评指正。

一、水气的发汗和利尿

关于水气（即水肿）的治法，《金匮要略》水气篇提出了"诸有水者，腰以下肿，当利小便；腰以上肿，当发汗乃愈"。治疗方法，也即《内经》"开鬼门、洁净府"的治法，这是因势利导，就近祛邪的治病方法，而且二者是互有联系的。因发汗宣肺，使肺气宣发，恢复其肃降通调的功能，小便也就会增加，如用越婢汤类治疗风水，虽以发表为主，但汗出并不多，主要还是通过小便增加达到消肿的目的；另一方面，利小便时加上宣肺肃降的药物，作用也会更明显。这就是提壶揭盖、宣上利下的方法。曹颖甫在《金匮发微》中通过病案，对此有独到的论述；喻嘉言对此也特别重视。

笔者在上世纪70年代回乡探亲时，曾治一患儿长期水肿并有蛋白尿，经县、地级医院诊治无效，而就诊于笔者。经用一方治疗而病愈，在当地传为佳话，后赤脚医生用于治疗肾炎水肿，也获得疗效。笔者将此方命名为宣肺利水饮，并写一短篇报道，发表于《新中医》1979年第1期，题目为"也谈肾炎从肺治"。其方组成为：桔梗4.5g，杏仁6g，薏苡仁6g，茯苓9g，猪苓6g，陈皮3g，大腹皮6g，木通3g，泽泻6g，五加皮3g，葱白一小撮。同时嘱用独头蒜蒸鲫鱼服用。此方基本上是五苓散合五皮饮的加减方，普通得很。可提出讨论者，一是用了桔梗、杏仁以宣肺利水，二是用了葱白通阳利水，而能有显著疗效，即在意料之外，又在医理之中，这也是受了曹颖甫的影响，才能有如此手笔。本文发表后数年，《新中医》1987年第7期，发表江苏杨广林来函摘登，称经反复验证，本方治肾炎确有疗效，并报道两例小病案以兹佐证。本方简单便宜，在临床中不妨加以试用。

当然，水肿从肺治，也应该有一定指标，这应该包括：一是有头痛、鼻塞、流涕等外感风邪的症状；二是有咳嗽气逼胸闷等肺气不宣的表现；三是有咽喉干燥红肿疼痛等风热侵犯咽喉的指证；四是脉浮，尤其是寸脉浮等等。

二、白虎加人参汤治消渴

消渴病主要包括现代的糖尿病，糖尿病随着生活水平的提高，饮食结构的改变，已成为多发病、常见病，全世界有6000万以上的病人，我国发病率为$1.2\%\sim1.5\%$，有1000万以上的病人，和心脑血管病、肿瘤病，并列为人类的三大杀手，正引起人们的高度重视，《内经》早就对此病有清楚论述，并明确提出本病为富贵病，"此肥美之所发也，此人必数食甘美而多肥也，肥者令人内热，甘者令人中满，故其气上溢，转为消渴，治之以兰，除陈气也。"而且本病尿中有糖，也是我国最早发现。

《金匮要略》第十三篇，主要就是消渴病的辨证施治，而且已露出上、中、下三消分治的端倪，如上消以口渴为主，为肺胃热盛津亏，治用白虎加人参汤；中消以消谷引食为主，为中焦热盛，书中未出方，后世李东恒补用调胃承气汤，现代熊曼琪倡用桃核承气汤加味，有异曲同工之妙；下消以饮一溲一为主，为阳虚肾亏，釜底缺薪，治用肾气丸。

《金匮要略》指出"渴饮饮水，口干舌燥者，白虎加人参汤主之"，《伤寒论》也指出"服桂枝汤，大汗出后，大烦渴不解，脉洪大者，白虎加人参汤主之"，这是治疗上消的经典方剂，如辨证准确，能取得较好效果。如患者涂某，女，58岁，2000年5月22日初诊，自诉当年春节后，口渴逐渐明显，时欲饮水，并喜冷饮，日需两热水瓶水；食欲也旺，常有饥饿感，故食量较大，但人却逐渐消瘦；同时小便增多，夜尿二、三次，前阴痒。时有口苦，舌苔薄黄，脉细弦稍滑。4月28日检查，空腹血糖16mmol/L，服西药效果不显，故来就诊。诊为肺胃热盛，灼伤津液，用白虎人参汤加味：生石膏30g，知母、太子参、天花粉、生地、黄精、北沙参各15g，竹叶、麦门冬各12g，甘草8g，大枣7枚，粳米1撮。同时配服黄连素片，患者共服药50余剂，8月14日来复诊。云7月13日空腹血糖为7.3mmol/L，口渴不明显，其他症状也大为减轻。改用下方调治：黄芪、太子参、生地、黄精、天花粉、淮山药各15g，白芍、竹叶、地骨皮、乌梅各12g，黄连8g。9月8日空腹血糖6.7 mmol/L，10月9日空腹血糖5.3 mmol/L，后只用黄连素进行维持。至2001年4月6日，患者带邻居来看病，云病情无反复，饮食基本正常，血糖维持在5.0至6.0mmol/L之间，日常只是服用黄连素而已。

早在1976年，富氏在《中医药研究参考》中报道，白虎加人参汤有降低大鼠实验性血糖的作用，但用其中单味药做试验，仅知母、人参有明显降血糖作用，知母配石膏，或人参配石膏均能增强作用；但知母配人参，降血糖作用反见削弱，人参用量越大，作用越弱，知母、人参用量为《金匮要略》中的6：3时，则作用尚能保存。这说明方中主药知母和人参之间有拮抗作用，而石膏有协调作用，再通过甘草、粳米的相辅作用，共同发挥降血糖的效果。本方组成有近两千年历史，其选药和用量，出神入化，真是令人不可思议。

除白虎加人参汤外，笔者还喜用黄芪、太子参、生地、天花粉、黄精为基本方治疗Ⅱ型糖尿病，配用黄连素片，有一定效果。

三、加龙骨牡蛎汤类方的运用

《伤寒论》和《金匮要略》中，加龙骨牡蛎汤类方共有5首，如《伤寒论》中107条"伤寒八九日，下之，胸闷烦惊，小便不利，谵语，一身尽重，不可转侧者，柴胡加龙骨牡蛎汤主之。"这是伤寒误下，病入少阳，邪气弥漫，烦惊谵语的证治。112条"伤寒脉浮，医以火迫下之，亡阳必惊狂，卧起不安者，桂枝去芍药加蜀漆牡蛎龙骨汤主之。"这是伤寒误用火法，亡心阳而惊狂的证治。第118条"火逆下之，因烧针烦躁者，桂枝甘草龙骨牡蛎汤主之。"这是伤寒误治致心阳虚烦躁的证治。《金匮要略·虚劳病》篇第8条"夫失精家，少腹弦急，阴头寒，目眩发落，脉极虚芤迟，为清谷亡血失精，脉得诸芤动微紧，男子失精，女子梦交，桂枝加龙骨牡蛎汤主之。"这是阴阳两虚遗精梦交的证治。方后注解指出"小品云：虚弱浮热汗出者，除桂，加白薇、附子各三分，故曰二加龙骨汤。"惊悸篇第12条"火邪者，桂枝去芍药加蜀漆牡蛎龙骨救逆汤主之。"以上各方的一个共同特点，就是都有惊狂、烦躁、卧起不安、失精梦交等精神情志方面的症状，用方之意，在于龙牡有收敛浮阳，镇潜安神的作用，且敛正气而不敛邪气，虚实证均可用。后世善于用龙牡者，当数张锡纯。上述数方，柴胡加龙骨牡蛎汤和桂枝加龙骨牡蛎汤。临床应用最广，报道最多。桂枝加龙骨牡蛎汤可用于治疗盗汗、自汗、遗尿、遗精、失眠、脱发、小儿夜啼、小儿多动症等，还有报道可治疗小儿肺炎后期低热长期不退者。妇科方面亦有本方治疗崩漏症和宫颈炎的报道。

至于柴胡加龙骨牡蛎汤，临床报道亦不少，笔者用以治疗以失眠为主症的神经症，确有较好疗效。如患者汪某，男，70岁，教师。2006年4月21日首诊，近日因妻子患病而心情焦急，加上感冒发热，致病情加重，现感到身上一阵冷一阵热，上面热下面冷，口干口苦，口中乏味，食欲差，心中烦热，头汗出，身上少汗，夜寐甚差，只能入睡两三个小时，甚则彻夜不能入睡，甚为痛苦，大便不结，小便一般，舌苔黄腻，脉沉缓。诊为少阳寒热夹杂，热邪扰心，致心神不宁。治用柴胡加龙牡汤加减：柴胡、黄芩、法夏各10g，党参12g，茯神15g，黄连6g，代赭石、生龙牡各30g，生姜2片，甘草8g，大枣7枚。二诊4月24日，服药3剂，寒热感减轻，睡眠好转，但感疲倦乏力，苔腻稍减。守上方，党参用至18g。三诊4月28日，云前3日寒热不明显，睡眠大有好转，昨日因妻子准备动手术，心中牵挂，又发寒热，失眠严重，下肢寒冷并有针刺样疼痛。改用桂枝龙牡加用栀豉连芩枣志等药。第二日急来复诊，云寒热失眠复发，要求改方，仍在首方基础上去代赭石，加桂枝6g、秦艽10g、杭白芍8g、酸枣仁15g。服3剂寒热全除，夜眠六、七小时，并高高兴兴南下广州看望妻子，从广州来信表示感谢。

2006年5月26日，有患者李某，云10年前因车祸精神受刺激，致失眠逐渐加重，一般只能入睡二、三小时，白天也难以入睡，严重时整夜不睡，而且每天都有寒热发作，先是怕冷，拥衣而坐，然后燥热不安，腰背汗出，历时二、三小时方罢，过去主要靠用安眠药维持睡眠，剂量逐渐加重，现服至五、六片都不起作用。刻下口苦口干，饮水多，食欲差，舌苔薄黄，脉沉细弦。诊为阴阳失调，营卫不和，热扰心神，用柴胡龙牡汤去铅丹、大黄，加黄连、白芍、酸枣仁。服药5剂，云晚上能睡4小时许，中午能睡1个多小时，为多年来所无，甚为欣喜。至6月14日，服药10余剂，夜睡四、五小时，日睡一小时，寒热等症也随即消失。

对本方的临床应用，日本人提出三个指标：一是精神不安，二是胸腹部悸动，三是大便秘结。其实并不尽然，还应该重视寒热往复、寒热夹杂的全身症状，以及口苦，苔黄，邪热内扰的症状。

四、黄疸的辨证施治

黄疸是临床常见疾病，在《金匮要略》和《伤寒论》中都占有重要位置，但二者同中有异，异中有同。如关于病因都强调湿邪为患，《金匮要略》指出"黄家所得，从湿得之"；《伤寒论》指出"从寒湿中求之"，用茵陈利湿清热，都离不开湿。又如发黄，二者都强调瘀热发黄，强调黄疸和血分有关，《金匮要略》提出"脾色必黄，瘀热以行"；《伤寒论》提出"瘀热在里，身必发黄"；《伤寒补正》认为"一个瘀字，便见黄疸发于血分，凡气分之热不得称瘀。"在分型上，阴黄阳黄之分已显露在字里行间，如《金匮要略》云瘀热以行，又云身萎黄脉迟；《伤寒论》即云瘀热在里，身黄如橘子色，又云于寒湿中求之。说明阳黄为湿热，为瘀热，而阴黄为寒湿；阳黄身为橘子色而阴黄为身萎黄。在治疗上，都重湿热，重瘀热，重阳黄，多用清热利湿、通便退黄之剂，寒湿发黄则未予出方。

当然两书论述黄疸也有不同点，如《金匮要略》将黄疸分为五型，而

《伤寒论》则不明确。故《金匮要略》治疗也就更丰富多彩，共有 10 方，而《伤寒论》只 3 方。《金匮要略》只提出黄疸从湿得之，而未提出湿邪发病的机理和前提，《伤寒论》则认为无汗和小便不利，才能导致湿热发黄，第 236 条"阳明病，发热汗出者，此为热越，不能发黄也。但头汗出，身无汗，剂颈而返，小便不利，渴引水浆者，此为瘀热在里，身必发黄，茵陈蒿汤主之。"其他还有 199 条、260 条、195 条、200 条，都有相似描写。在病程和预后方面，《金匮要略》提出以 18 日为期，"腹满者难治"，"腹如水状不治"，都是符合临床实际的。至于提出"疸而渴者，其疸难治，疸而不渴者，其疸可治"，并不确切，应当以《伤寒论》为准。

曾治一谭姓患者，男，40 岁，工人。2005 年 8 月 22 日初诊，自诉 10 多天前因打工加班，劳累过度，导致精神疲倦，身重乏力，食后恶心反胃，3 天前出现黄疸，因而送诊。曾作过乙肝二对半检查为小三阳，但肝功能正常。刻下诊得患者精神萎顿，两目深黄，皮肤亦黄如橘子色，小便深黄，胃脘闷胀，不思饮食，口干不明显，肝区只有些许闷胀，无压痛，大便日 1 次，成形。复查肝功能化验主要指标：总胆红素 70.2μmol/L，谷丙转氨酶 832U/L，谷草转氨酶 461 U/L，二对半为小三阳。舌苔黄腻，脉沉细缓。证属阳黄，乃湿热蕴结熏蒸所致，治用茵陈蒿汤合茵陈五苓散化裁：茵陈、赤芍、马鞭草各 30g，茯苓 15g，猪苓 12g，泽泻、山栀各 10g，苍白术、制大黄各 8g，砂仁 6g。8 月 26 日，精神饮食好转，胆红素 67.2 μmol/L，谷丙转氨酶 490U/L，谷草转氨酶 126U/L，黄腻苔减退。9 月 5 日，总胆红素 53μmol/L，谷丙转氨酶 131U/L，谷草转氨酶 62U/L，黄疸续退，舌苔淡黄不腻。9 月 12 日，总胆红素 23 μmol/L，谷丙转氨酶 66U/L，谷草转氨酶 49U/L，黄疸消退，精神食欲如常人，改用逍遥散加茵陈、丹参、泽泻、党参。至 9 月 17 日，总胆红素 17.4μmol/L，谷丙转氨酶 39U/L，谷草转氨酶 35 U/L，病遂告愈。

通过本病案，可体会到几点，一是经方治黄疸，简捷而有效；二是治黄疸，活血化瘀是重要的一环；三是马鞭草等纠正转氨酶升高，有一定临床依据；四是《金匮要略》所云黄疸病程是符合临床实际的。

要提出的是《金匮要略》所云虚黄是黄疸的一种，而非血亏所致萎黄。先父杨志一在《中医杂志》1958 年第 7 期发表治疗溶血型黄疸一例，便可说明这一点。

五、厥阴寒热夹杂证和乌梅丸

《伤寒论》中厥阴病的提纲为"厥阴之为病，消渴，气上冲心，心中疼热，饥而不欲食，食则吐蛔，下之利不止。"但未出方。《金匮要略》中提出"蛔厥者当吐蛔，今病者静而复时烦，此为脏寒，蛔上入膈，故烦。须臾复止，得食而呕，又烦者，蛔闻食臭出，其人当吐蛔。蛔厥者，乌梅丸主之。"本条条文在《伤寒论》中也重复过。故后世多认为乌梅丸为蛔厥主方，方剂书中也一般把乌梅丸列入驱虫剂中。其实，乌梅丸同时也是厥阴寒热错杂证的主方。如柯琴指出："乌梅丸为厥阴主方，非只为蛔厥之剂矣。"吴鞠通也指出："乌梅丸寒热刚柔同用，为治厥阴，防少阳，护阳明之剂。"厥阴寒热夹杂证，厥热胜复寒热错杂的表现中还有肝风内扰的病机存在，主要症状有厥热往来，甚则出现昏厥，一日一发或数日一发，头晕目青，口渴而喜热饮，心中烦热而人又怕冷，胃脘嘈杂但不欲食，或有呕吐、胃脘胁腹疼痛，甚则难以忍受，脉弦，舌苔或黄或白或腻，等等。关于肝病治法，《内经》指出："肝欲散，急食辛以散之，用辛补之，酸泻之。"《金匮要略》也提出肝病"补用酸，助用焦苦，盖用甘味之药调之"三法。乌梅丸中冶酸敛、辛散和甘缓于一炉，集附子、干姜、黄连、黄柏等大热大寒药于一方，具有理肝和胃、祛寒清热的作用，是寒热相配的登峰造极之作，用之得当，收效甚捷。

有一章姓女患者，18岁。云自幼时起，每半月左右发作一次胃脘疼痛，发时剧痛难忍，甚则昏厥不省人事；同时先憎寒，后发热，且伴有口渴，气上冲胸，呕吐（自诉未呕过蛔虫），四末清凉，目色青蓝，脉弦运缓，舌苔白润，舌根部有薄黄苔。临诊时，脘腹仍胀痛不舒，有压痛，诊为厥阴寒热错杂之证，处以乌梅丸加白芍：乌梅、当归、党参各10g，川椒5g，附片8g，杭白芍7g，干姜、黄连、黄柏各3g，桂枝5g，细辛2g。2剂后，胃痛明显减轻，二诊再带6剂返乡。两个半月后，其父来院索方，谓其女儿药后两个来月，痛厥寒热诸症未发，近数日胃痛轻微发作，无寒热，再以此方化裁以巩固疗效。

再有龚某某，男，45岁，起病2天，胸部及胃脘胀闷作痛，难以忍受，呻吟不止，胃脘板硬而拒按，口干而极喜热饮，人甚怕冷，间或呕吐痰涎，小便色黄有灼热感，大便不畅，舌上满布滑腻黄苔，脉象弦数，曾用小陷胸及大柴胡汤治疗，不见有效。考虑到患者口干而喜热饮，怕冷一直不除，苔黄而滑腻，从寒热错杂的厥阴证施治，改用乌梅丸加减：乌梅、黄连、当归、党参各9g，附子、桂枝、白芍、黄柏各6g，干姜3g。服1剂疼痛减轻，2剂痛减十之六七，再2剂痛止证愈。

关于肝病治法，历来丰富多彩，王旭高在《西溪书屋夜话录》中指出："肝病最杂，而治法最广。"列出 34 条治肝法，后贤叶天士、秦伯未、岳美中等也多有发挥和归纳，但概念重复含混者不少，笔者将其归纳为疏肝、清肝、泻肝、柔肝、养肝、缓肝、敛肝、镇肝、平肝、温肝、搜肝和理肝十二法，其中理肝便是以乌梅丸为代表方，前人尚未曾提及此法，不知高明以为然否？

略论扶阳理论及其思想基础

广西中医学院　刘力红

一、扶阳的思想基础——阳主阴从论

1. 我们现在所认识的阴阳关系

2. 《易》系统的阳主阴从思想

(1) 大哉乾元，万物资始，乃统天。

乾者，阳也。万物之始赖此，统领天道者也。

(2) 至哉坤元，万物资生，乃顺承天。坤者，阴也。万物之生赖此，顺从天道也。

(3) 天尊地卑，乾坤定矣。卑高以陈，贵贱位矣。

乾阳为贵，坤阴为贱，贵贱者，亦主从之谓也。

3. 乾天之体用

(1) 乾以天为体，天体之用为行为健。故云：天行健，君子以自强不息。

行者，言其动也，不息者言其恒动也。

(2) 惟其动，则四时生焉，万物始焉。

故云：乾，元、亨、利、贞。

故云：日月运行，一寒一暑。

(3) 《说卦》：乾，健也。

健，《说文》：伉也。伉即配偶，即伉俪。即夫妇，即阴阳，即道。

是知夫妇者，阴阳者，道者，皆乾所统，此《易》重阳之明证也。

是知乾健者，乃研易之眼目，乃为医之眼目，乃行事之眼目也。

又，健，《增韵》：强有力也。此一则言，天之行强而有力，二则言欲此强而有力者，必夫妇有统，阴阳有统，道有统也。

4.《内经》的阳主阴从思想

（1）《素问·阴阳应象大论》：阳生阴长，阳杀阴藏。

（2）《素问·生气通天论》：阳气者若天与日，失其所则折寿而不彰，故天运当以日光明。

天地之间，六合之内，其气九州九窍、五藏、十二节，皆通乎天气。

（3）《素问·生气通天论》：凡阴阳之要，阳密乃固，两者不和，若春无秋，若冬无夏，因而和之，是谓圣度。

和者有统也，有统则阴阳不离不绝，是谓圣度。

5.后世崇阳思想略举

（1）《春秋繁露》：物随阳而出入，数随阳而终始……阳者岁之主也，天下之昆虫，随阳而出入。天下之草木随阳而生落。天下之三王随阳而改正。

（2）《中藏经》：阳者生之本，阴者死之基，阴宜常损，阳宜常益，顺阳者生，须阴者死。

（3）《景岳传忠录·辨丹溪》：人得天地之气以生，而有生之气即阳气也。凡阳气不充，则生意不广，而况乎无阳乎，故阳惟畏其衰，阴惟畏其盛。凡万物之生由乎阳，万物之死亦由乎阳，非阳能死物也，阳来则生，阳去则死矣。

（4）《内经知要》：天之运行，惟日为本，天无此日，则昼夜不分，四时失序，晦冥幽暗，万物不彰矣。在于人者，亦唯此阳气为要，苟无阳气，孰分清浊，孰布三焦，孰为呼吸，孰为运行？血由何生？食由何化？与天之无日等矣，欲保天年，其可得乎？

（5）《医理真传》：子不知人之所以立命者在活一口气乎，气者阳也，阳行一寸，阴即行一寸，阳停一刻，阴即停一刻，可知阳者阴之主也，阳气流通，阴气无滞，自然百病不作。阳气不足，稍有阻滞，百病丛生。

二、运用扶阳理论的前提——阳气寡也

1.导致阳损的共因——寒邪

（1）伤寒十居其七；

（2）寒伤于外，阳用受损；

（3）寒伤于内，阳体受损。

2.导致阳损的别因

(1) 素体因素；

(2) 嗜食生冷寒凉；

(3) 误用苦寒；

(4) 滥用抗生素；

(5) 工作烦劳；

(6) 房室太过；

(7) 非时作息——陈玉琴老师的健康理念；

(8) 心性因素——王凤仪善人的健康理念。

3.自然格局的影响

三、何以扶阳——辛温以扶阳

1.卢氏心法

(1) 人生立命在于以火立极；治病立法在于以火消阴；

(2) 病在阳者，用阳化阴；病在阴者，扶阳抑阴；

(3) 善用姜桂附，造就火神名。

2.扶阳第一要药——附子

(1) 陈修园：附子味辛气温，火性迅发，无所不到，故为回阳救逆第一品药。

(2) 卢氏：附子暖命门而破阴凝，堪称扶阳第一要药。

(3) 虞抟：附子禀雄壮之质，有斩关夺将之气。能引补气药行十二经，以追复失散之元阳；引补血药入血分，以滋养不足之真阴；引发散药开腠理，以驱逐在表之风寒；引温暖药达下焦，以祛除在里之冷湿。

(4) 附子之种收。

(5) 熟附子之古法制作。

(6) 附子之毒性。

①《异法方异论》：故毒药者，亦从西方来，以毒药多辛味也。

②《周礼·天官医师》：掌医之政令，聚毒药以供药事。

③《易·师》：以此毒天下而民从之。毒者，督也，率也。

④《神农本草经读》：凡物性之偏处则毒，偏而至无可加处则大毒。

⑤死亡于生乃偏而至无可加处也，必赖偏而至无可加处之药方能挽回，此附子大毒回生之妙用也。

(7) 熟附子的现法制作。

（8）乌附剂的煎煮方法。

（9）乌附中毒之解救：

①甘草解毒法；

②蜂蜜解毒法；

③绿豆解毒法；

④李老解毒汤：生大黄 30g，防风 30g，黑小豆 30g，甘草 30g，蜂蜜 150g。煎汤送服生绿豆粉 30g。（见《李可老中医急危重症疑难病经验专辑》）。

3．扶阳第一要方——四逆汤

（1）四逆义

四者，四肢手足也，四肢禀气于胃，又脾主四肢。

《素问·平人气象论》：平人之常气禀于胃，胃者平人之常气也，人无胃气曰逆，逆者死。故四逆者，言人无胃气也，人无胃气则死。故知四逆汤乃救危之方也。人何以无胃气，盖火气微也，火不生土，是以无胃气。

《素问·四气调神大论》之四逆：逆春气，则少阳不生，肝气内变；逆夏气，则太阳不长，心气内洞；逆秋气，则太阴不收，肺气焦满；逆冬气，则少阴不藏，肾气独沉。

（2）四逆汤解

①钦安诸说：仲景立四逆，究竟是专为救这点元气说法……此方不独为少阴立法，而上中下三部之法具备。

四逆汤力能回先天之阳。

四逆汤力能祛逐阴寒迎阳归舍。

四逆汤力能补火。

干姜温中，藏寒之要药。

②君药问题。

③用量问题。

④圆机活法。

从姜桂附的使用看扶阳理论的应用

成都中医药大学　卢崇汉

要谈扶阳理论的运用，当然就离不开姜、桂、附，所以这里就先从姜、桂、附的运用谈起。

我曾经对1992年全年的20076张处方中使用姜、桂、附的情况作了一个详细的统计，现在不妨来简单回顾一下这次统计。在这20076张处方里面，用姜的处方一共是20016张，也就是全年只有60张处方没有用生姜。这个姜包括了干姜、煨姜，还包括了筠姜（就是湖北筠县的一种姜）。在用量上，生姜的用量在30g到200g之间，干姜的用量在25g到90g之间。

在这20076张处方里面，用桂的处方一共是19852张。这个桂包括了肉桂、官桂，这当中还包括了桂枝、官桂同时使用，以及桂枝、肉桂同时使用。桂枝的用量在15g到75g之间。肉桂或者官桂的用量在15g到30g之间。

在这20076张处方里面，用附片的处方一共是19423张。在全年的处方里面，它占了96.8%。这个附片包括了天雄片、黄附片、黑附片、熟附块，都属于制附片。制附片的用量在60g到250g之间。

为什么要用姜、桂、附？为什么要用这么多姜、桂、附？我从上个世纪70年代开始，就一直反复考虑这个问题。其他的中医生为什么没有这样用？为什么我会这样用？像这样在临床上广泛运用姜、桂、附，以及其他辛温扶阳药物所组成的方剂来治疗疾病，其背后的指导思想是什么呢？根源还是在对中医基础理论的认识上，存在着一些差异。

附子辛温大热，有毒，在很多资料上都有记载。有的医家谈到如果长期使用或大剂量的使用，可能会耗气，伤血，甚至燥伤肾阴，故告诫后人，只可暂用，不可长服，并提出"非身凉、四肢厥则不可用"和"非危证不用"等戒律。这实际上就限制了附子的广泛使用。但是郑钦安先生、卢铸之先生、卢永定先生他们这一流派，前后相续行医一百多年来，都是大剂量、长期地使用附子，同时使用姜桂。所以，当时都称他们为"姜附先生"，称其学派为"火神派"。不过，郑钦安的《医理真传》《医法圆通》

《伤寒恒论》这三部书，并没有从中医基础理论上明确地把它说透，为什么要这样用姜、桂、附？上世纪 70 年代，我曾提出，在中医阴阳学说里面，存在"阳主阴从"的关系。中医认为机体的阴阳之气是我们生命活动的原动力。先秦的诸子百家也明确谈到了这些问题。比如在《周易》里谈到："大哉乾元，万物资始，乃统天。"而在论坤元的时候，却是"乃顺承天"。很显然，《周易》在这里强调了"阳"为主导，"阴"为从属的观念。在《乾凿度》里面还提到了"气者生之充也"，"夫有形者生于无形"，这就说明阳气是我们机体化生四肢百骸的原动力。如果没有阳气，也就不能够温煦化育，如果没有阳气的温煦化育，阴也就不能够独立存在，更不能够发展壮大。再看《内经》里面，它的重阳思想也是很突出的。《素问·上古天真论》指出了保存真阳之气，才能够达到"恬淡虚无，真气从之"这样一个生命境界。

展开来看，阳气对人体生理病理都有其广泛的影响。比如，心没有阳，血就不能正常地运行；脾没有阳，水谷就不化；肝没有阳，就不能正常地疏泄，不能正常地藏血；肺没有阳，宣降的功能就会失常；肾没有阳，就可以导致浊阴凝闭。所以，阴阳的升降之理就是阳升阴才能正常地降；阳降阴才能正常地升。如果没有阳气的布运，阴阳就不可能正常的升降。反过来讲，阳气的布运是阴阳升降的必备的前提条件。有鉴于此，卢氏医学一个重要的观点就是崇尚"阳气宜通"，始终保持在"通"的状态。卢氏认为，很多疾病的病因病理，都由机体阳气的虚损、郁结导致。从治疗的角度来看，卢氏强调扶持和温通阳气无疑是一个极端重要的治疗原则。

郑钦安先生对《周易》、《内经》、《伤寒论》，以及后世的一些医家，都做了比较深刻的研究。在《医法圆通》中，他提到："仲景立四逆，究竟是专为救这点元气说法……此方不独专为少阴立法，而上中下三部之法具备。知得此理，便知得姜附之功也。今人不知立极之要，不知姜附之功，故不敢用也。非不敢用也，不明也。"郑钦安在这里提出来很多医者不知道"立极之要"，实际上，就是不知道人生立命在于以火立极这个要害。并不能真正明白为什么要这样用姜、桂、附。所以他进一步说："余非爱姜附，恶归地也，功夫全在阴阳上打算。"如果学者能够洞达阴阳之理，自然会头头是道，就不至于会出现姜、桂、附不敢用、不能用的情况。那么，郑钦安先生提出来的"立极之要"，"阴阳之理"，谈的是什么？它实际上包含了从自然界到人体，都是以阳为主、以阴为从的道理。正如我们对自然界的天文、气象、历法的认识，以及万物的生长存亡的变化，都决定和依赖于太阳，我认为中医阴阳学说的实质，应该包含在这一道理里面。

郑钦安的弟子卢铸之，也就是我的祖父，曾经谈到"人之生存，纯在天地之中。阴阳之内，五行之间。一切动静都随阴阳之机而转。业医者，须识得《内经》说的'凡阴阳之要，阳秘乃固。''阳气者，若天与日，失其所，则折寿而不彰，故天运当以日光明。'"此言人体阴阳之虚实、盈缩都在五行变化当中，上、下、内、外息息相通，阳气周流，刹那不停。卢铸之还谈到："随日月昼出夜入，昼作夜息，为养生治病之一大纲领。"他谈到的这个纲领，实质上是提示我们应该认识到人体阳气之极端重要性。

人体生命活动始终存在着阳主阴从的关系，阴平阳秘乃言以阳为主导的阴阳动态平衡。如果我们明确了阴阳在生理活动中的主从关系，就能把握复杂的病理变化，并作出正确的诊断及治疗。从生理上而言，维持生命的正常生存，依靠的是阳气。因为人体各个脏腑，各个组织器官的一切生理活动，以及精、气、血、津液的化生、运行都离不开阳气的温煦、推动、气化、固摄。所以，阳气的盛衰关系到机体生命的强弱与存亡。我觉得李念莪在他的《内经知要》里面有一段话很直截了当："天之运行，惟日为本，天无此日，则昼夜不分，四时失序，晦冥幽暗，万物不彰矣。在于人者，亦唯此阳气为要，苟无阳气，孰分清浊？孰布三焦？孰为呼吸？孰为运行？血何由生？食何由化？与天无日等矣。"

在病变的过程中，矛盾的主要方面仍然在于阳气，亦即阳主阴从的关系遭到破坏，是疾病发生的关键。在临证上，阴虚的本质仍然是阳的不足，这是由于阳气化生阴精的功能受到影响，才会出现阴阳两者关系失调。所以，对于阴虚病人，只要姜、桂、附，配伍适当，不但不禁用，反而还能起到辅助协同的作用。姜、桂、附不但不会伤津耗液，反而还能够促进津液回生，从而起到阳生阴长的作用。上面我提到一年的病例统计，涵盖了很多病种，按照目前教材里中医诊断的标准，那里面有很多都属于阴虚的类型和证型。为什么我也用了姜、桂、附为主进行治疗呢？这其实就是卢氏"人身立命，在于以火立极；治病立法，在于以火消阴"的学术见解在临床上的具体体现。"病在阳者，用阳化阴；病在阴者，扶阳抑阴。"无论病之在阴在阳，皆不离扶阳这个原则，皆不悖扶阳这个旨归，此为卢氏在钦安基础上的发展，亦乃卢门之精粹所在。正是在这样一个思想的指导下，姜、桂、附得到了广泛的运用，成为卢门的一大特色，成就了卢门数代"火神"之名。

姜、桂、附在临床上怎么运用呢？下面就结合几个临床案例来具体说明。

一、"前列腺增生"的辨证治疗

前列腺增生是中老年男性的常见病，也是多发病。当然这是西医的病名，中医叫"癃闭"。临床常以小便次数多、量少、小便细、排尿等待、尿不净、甚至小便闭塞不通为特征。现在很多中医常常简单地把这个病归到膀胱湿热的范畴里，因为上述诸症确实很像教科书上所描述的膀胱湿热，治疗常用八正散、导赤散等一类清利湿热方剂，但是效果往往不理想、不持久。这亦反过来说明了这个病并非那么简单，并非都是湿热所致。

朱丹溪在《丹溪心法》里对此病进行了阐述，认为其或与气虚有关，与血虚有关，或与痰、与湿热都有很大的关系。并且提出了气虚用参、芪、升麻；血虚用四物汤；痰多用二陈汤等具体的治疗方法。到了明代张景岳把小便不通亦即癃闭的病因归结为四：一为火邪结聚小肠膀胱；一为败精、槁血阻塞水道；一为真阳下涸，气虚不化；一为肝强气逆，膀胱闭阻。并云："膀胱为藏水之府。而水之入也，由气以化水。故有气斯有水，水之出也，由水以达气，故有水始有尿。"这里强调了气水之间的密切关系，体现了《灵兰秘典论》"气化则能出"的思想。制定了左归、右归、六味、八味等方剂以治疗癃闭证。后世，也有医家在不断地总结这方面的经验，但效果还是不尽如人意。那么，郑氏一派又是怎么看待这个问题呢？在《伤寒恒论》第 21 条里，郑钦安有一段话往往被忽略，这段话是："少阴腹痛，小便不利者，寒结于下，不能化下焦之阴也。"给出的方是真武汤。用真武汤的目的是什么呢？是为寒水阻滞而设的。所以他提出告诫说："学者不可固执，总在扶阳驱阴为要。"

前列腺肥大、增生之所以多出现在男性中老年人，说明了这个病是因为人到中老年以后，体内的阳气衰减而气化不及所致。由于气化不及，导致水湿停滞，水浊潴留和凝聚便可以循少阳三焦下注前阴，最终导致前列腺的增生、肿大、堵塞尿路，这就造成了小便困难，严重的可以闭塞不通，导致癃闭。对于这个病，从标与本来看，肾阳虚衰，气化不足为其本；尿路受压，阻塞不通为其标。所以，对于此病的治疗，理应抓住根本，以温阳化气，利水泄浊为大法。真武汤正是仲景为少阴阳虚，水湿内停而设，故用于中老年之前列腺肥大，效果往往很理想。临床上，我常师真武汤之意，以辛热之附子，温壮肾阳、沸腾肾水，以使真阳之气旺盛，只有真阳之气旺盛，肾与三焦之气化才能正常，浊阴才会消散。以生姜温胃散水、开宣肺气，以启水之上源；用白术运脾除湿，使水液得到正常制约；用茯苓淡渗利水、通调三焦，以导湿浊外出。同时去掉寒凉的白芍，加入仙灵脾以引阳入阴、启阴交阳、通利血脉，解除筋束之挛急，以达畅通水道之目的。这样一种新的组合，使五脏的功能都得到重新的调整，并且又重在壮气化之阳，启气化之机。由于壮阳之力更专，所以泌浊之效就更宏。用药并不多，但很专，很直接，所以效果往往很好。

对于前列腺增生，如果我们仅仅是以排尿困难的这种征象来辨证，来思考，对其在病性上的诊断价值往往不大。如何才能判定其属于少阴阳虚所致呢？可以从舌、苔、脉这三者来确定。如果舌体胖、舌质淡、有齿痕、舌苔滑、舌苔腻、舌苔白、或者是白苔做底，面罩黄苔；脉象上现沉迟、沉缓、沉弱，都可以判定为少阴阳虚，阴寒阻滞。以上述这个方法来进行判定，应该是极其可靠的辨证依据。因为人体的气血精津是流动不息的，如果气血充足，舌、苔、脉就应该正常。如果水液、浊阴没能得到很好的化解，从而潴留体内，在舌上就容易表现出来。一旦舌有齿痕，就是水湿壅滞的一个铁证。而苔的白滑，可以说是由于阳虚失于温化的一个表现。苔的白腻，是阳虚寒湿阻滞所致。舌苔罩黄，就是苔底为白苔，而苔的表面罩一层黄腻苔，往往提示这是由于阳郁日久所导致的化热。此须注意，虽然化热，但其本质仍是阳虚不足，临证务当谨慎，不可轻用苦寒。至于脉沉，这很好分辨，是由于阳虚所致。如果上述诸端具足，少阴阳虚、寒湿阻滞的病机就能成立。

病案举例：患者江藤，58 岁，日本人。1988 年 7 月诊。患前列腺增生肥大，小便排泄困难 6 年，近 3 年加重。尿频数急，晚间需解十五六次，基本无法正常睡眠。小腹膨胀，小便细小，没有冲击力。小便困难，每次小解至少数分钟。于日本、美国、北京等地用西医治疗，证渐加重，于是动员其行手术治疗。因患者疑手术治疗可能影响其性功能，故改用中医。曾在日本、北京、上海延请中医，前后服用了 100 多剂中药，观其方，大抵皆茯苓、泽泻、车前子、木通一类，初服之，似有效，久之则效罔然。患者十分痛苦，遂由成都美国领事馆之友人介绍来诊。初观其外，似无大病，然其舌体胖大，舌质淡，舌边明显齿痕，舌苔白滑而腻，脉象沉缓，重取无力。据此，断其为肾阳虚衰，水湿留滞。治以温阳行水、利水，方用真武汤化裁。药用：制附片 75g，生白术 15g，茯苓 25g，淫羊藿 20g，生姜 60g。

初诊仅疏 3 剂，第 1 剂后，尿量增加，小便次数减少，解尿较前通畅。3 剂过后，小便通利，夜尿减为两次，仅遗排尿欠力。二诊，于原方加用桂枝 25g，排尿力度明显增加。三诊，于上方再增砂仁 15g，以纳五脏之气归肾。整个治疗，用药不到 30 剂，患者情况得到完全改善。精力增加，排尿正常，每晚仅 1 次夜尿。随访 2 年，诸情安然。

二、麻黄细辛附子汤的临床运用

接下来再讨论麻黄细辛附子汤。这个方剂很简单，就三味药。我在临床上称其为麻黄细辛附子法，将其化裁后来运用。此方出于《伤寒论》少阴病篇 301 条"少阴病，始得之，反发热，脉沉者，麻黄细辛附子汤主之"。用以治疗阳虚受寒之发热。方中麻黄辛温发汗，表散风寒，开宣肺气；附子壮元阳，补命火，搜逐深陷之寒邪；细辛走经窜络，入髓透骨，启闭开窍，既助麻黄表散风寒，开通上焦清窍，又助附子温暖命门，拨动肾中机窍。甚具宣肺散寒，温通肾阳，开窍启闭之功。于寒邪困阻肾阳，窒塞清窍所致诸病，疗效极佳。

病案举例：

1. 暴哑

患者男性，56 岁，教师，阿坝藏族自治州人。1988 年 12 月 7 日诊。一月前因突降大雪，少衣受寒，出现头痛、项强、恶寒，即服 3 片解热镇痛片，服后大汗出，头痛遂轻。然至次日，突然暴哑，声音俱无。病者惊慌，即到当地医院就诊，经治一月未见好转，遂经介绍来诊。初诊因患者无法出声，仅以文字交谈，其书：头痛、项强、身痛、微微恶寒、咽痛。诊其舌淡红，苔白润，脉沉紧。遂断该病乃寒中太少两经所致之暴哑。治以宣肺、温肾、暖脾，疏麻黄细辛附子汤加生姜。处方：制附片 75g（先煎两小时），麻黄 15g，辽细辛 15g，生姜 60g。方用 1 剂，病人汗出，随之头痛、项强、身痛、恶寒显减，声音微出。2 剂后，头痛、项强、身痛、恶寒罢，声音复常，仅遗乏力未除。遂于原方去麻黄、细辛，加桂枝 30g、淫羊藿 20g、砂仁 15g。2 剂后，体力恢复正常而愈。

宗观此案，患者身体虽似强盛，然终是七八之躯，阳气渐衰，由于突受冽寒，致寒邪由太阳直达少阴，加之过服发汗西药，阳气更损，终致肺窍闭塞，声音暴哑。故此病之标象虽然在肺，然其病机核心却为少阴经脉凝闭。所以用麻黄细辛附子汤加生姜而获捷效。

2. 暴聋（突发性耳聋）

患者王姓，女，36 岁，成都人。因双耳听力突然障碍 1 周，于 1995 年 1 月 14 号来诊。病缘作前，在洗衣的过程中，因停电而改用手洗，于冷水中浸泡近 3 小时。由于时值隆冬，天气寒冷，病人当日下午便出现恶寒、发热、耳鸣，剧时耳鸣如哨音，移时耳鸣突停，听力渐减。次日晨，听力全失。遂至西医院耳鼻喉科、神经科就诊，经治 1 周，仍无音讯。诊时见病人身体瘦弱，精神较差，目光黯淡，面色青灰，听力基本没有，仍靠书写表述病情。时症微微恶寒、身痛、嘴唇略紫、舌质略绛、苔薄白腻，脉沉紧。观其脉症仍属寒邪直中太少两经，治宗上法，温肾、宣肺、暖脾，用麻黄细辛附子汤加生姜。处方：制附片 90g（先煎两小时），麻黄 15g，辽细辛 15g，生姜 75g。药用 1 剂，病人开始出汗，据述，于出汗的过程中，自觉耳内突然"嘣"响，旋即能够听得到声音。2 剂后，恶寒、身痛完全消失，唯仍神疲乏力。斯时肺气已宣，肾气已通，脾阳尚弱，故改用附子理中汤 3 剂调摄而愈。

此案发于隆冬触冷，致大寒袭虚，直中太少两经，伤伐脾、肺、肾三脏之阳，寒邪凝闭经隧，发为暴聋。就耳本身而言，耳为肾窍，肾气不能上通于耳，就会导致耳聪顿失。此病的核心病机仍然是寒凝窍闭，经气阻滞，所以在治法上仍宗温通为法，用麻黄细辛附子汤加生姜。

3. 暴盲

患者周姓，男，43 岁。1975 年的 1 月 25 号诊。病者于 1975 年元旦到公园游玩，巧遇儿童落水，遂见义勇为，涉水救童。当时气温已零下七八度，上岸以后，虽然即刻更衣，但是病者仍觉寒冷浸骨。回家后马上拥被而卧，但一直难以温暖，次晨起来，便觉双眼视物不清，仅存光感，并见恶寒、头痛及全身疼痛。当时即到医院眼科做检查，结果双眼及眼底都没有发现异常，颅内检查也没有问题。住院治疗周余，毫无改善。后又请中医眼科治疗，用补肾填精之法，仍无效果。拖延 20 多天后，经人介绍来诊。时见病人精神较差，面色青白相间，全身紧束欠灵活，双目仅有光感，连手指都看不见。诊得舌淡而润，苔白腻，脉沉细略紧。遂断为寒邪直中少阴所致之暴盲证。治疗仍以宣肺温肾为法，用麻黄细辛附子汤加生姜。处方：制附片 90g（先煎两小时），麻黄 15g，辽细辛 15g，生姜 95g。药用 1 剂，身有汗出，汗虽不多，然随汗之出，一身紧束不灵之感顿除，身痛亦罢，双眼光感有所增强。2 剂后，眼前手指已能数清，能够辨清 1

米内之人。上方服用5剂，双眼视力恢复正常。

此案缘由严冬入水，暴受峻寒，遂致寒邪直中，伤伐肾阳，闭阻肾气。因肾为元气之根，藏五脏六腑之精。肾气闭阻，导致元气不能正常通行，五脏六腑之精不能上输于目而为之精，故而视力严重障碍，出现目盲而无所见的情况。这个病证的病机核心同样是寒凝窍闭。在这种情况下绝不应该考虑是精血亏少所致，绝不宜用滋腻填塞之药。仍应以温通为法，如果滥用滋腻，反使真气闭阻，病情迁延。

以上3例，均非先天性的失音、失聪、失明，也不是由于精亏血少，窍失所养而生，而是邪阻气逆窍闭所致。邪阻气逆窍闭应该属实，精亏血少，窍失所养应该属虚，虚证发病往往比较缓慢，实证发病往往比较急剧。所以暴聋、暴盲、暴哑从发病的角度来说，应该属实。

一般而言，手太阴肺经循喉部，音声之气也在于喉，而喉又为肺之门户，肺主气，故为音声之源。所以暴哑多责之于六淫犯肺，肺失宣发。那么采用的方法呢？可以是开宣肺气。足少阳胆经，循耳后，入耳中，出耳前，所以暴聋一般也责之于六淫邪气的闭阻，也就是胆经气机的滞塞所致。在临床上往往多用清利、疏通少阳的法来治疗。肝开窍于目，足厥阴肝经，上连目系，所以暴盲多责之于肝经火郁、气逆、血闭、血瘀，这种情况大多数也都采用疏肝、清肝的法则。用这些方法来治疗上述诸病，对于一般的清窍闭阻，是应该有效的，但是对于伤寒重证来讲，往往就难以取效了。

以上3例，我是使用麻黄细辛附子法进行治疗，这是从肾的角度来看的，肾藏五脏六腑之精，而五脏六腑之精都上注于目而为之精；肾又开窍于耳；肾的经脉又贯膈、入肺、循喉咙、到舌根，与发音，与听力，与视力，实际上都有密切的关系。加之这三个病例，都有一个前因，就是都为寒邪所伤。寒为阴邪，最能损伤人体的阳气，重寒、大寒这样侵袭人体，往往能够长驱直入，直中三阴。一旦伤及太阴，就会出现吐、泻；伤及厥阴，就能导致挛痹、寒疝；伤及少阴，就能出现失音、耳聋、目盲。从这三个病例来看，都是因为寒邪中人，导致经气收引凝固，闭阻了人的关窍而发病，都属于寒邪直中少阴，上滞窍道，下闭肾元，所以往往伤伐肾阳的病机是最常见的。我提出用麻黄细辛附子汤来进行治疗，实际上也涉及姜、桂、附，也是在"阳主阴从"的思想指导下进行使用。此外，麻黄细辛附子汤如果是用小量，比如附片用15g，细辛用3g、5g，麻黄用10g，临床上会不会有这种立竿见影的效果，我想会有一定的困难。

最后我想说，在我看来，一个中医生，不管你是哪一个流派，你宗哪一家，怎么样来振兴中医呢？首先就是要提高疗效，这是至关重要的一个问题。这就涉及了医者的水平。中医的疗效如果很好，如果能够治疗很多的疑难病，而不光是一般的常见病，甚至就是再严重的疾病，经中医治疗，十天半月、一个月后，就有明显的改善，这样的中医就能得到病人的信赖。我衷心地希望每一个医生都能达到这个境界。这实际也是振兴中医的唯一路子，离开这条路子，要想振兴中医，我看是很容易落入空谈的。

浅论《金匮要略》方药配伍中的质量
转化规律及其应用

成都中医药大学 张家礼

《金匮要略》一书为方书之祖，治疗杂病的典范，蕴含有丰富多彩的辩证法思想，而在仲景方药配伍中所充分体现出来的质量转化规律，尤有研讨价值，所谓"中医不传之秘在量上"则可传也。现从五方面加以论述。

一、重视单味药的量变所产生的质变

药物的用量变化到一定限度，会引起药物功效的变化。

以黄连为例，仲景在甘草泻心汤、半夏泻心汤（以及《伤寒论》的生姜泻心汤）中用一两（按柯雪帆实测，东汉一两为 15.625g；现临床常用 3g），功在健胃为主，清热次之；而在白头翁汤（以及《伤寒论》的葛根芩连汤）中则用三两，变为功在清热（燥湿）止痢为主，健胃次之了。

又如麻黄，仲景在乌头汤、射干麻黄汤、小青龙汤中均用三两以上，是针对寒邪在表、寒饮水气较重之证，故取麻黄发汗宣肺，散寒平喘，或透表以祛寒湿，药量相对而言偏重；而在麻杏苡甘汤、桂枝芍药知母汤、桂甘姜枣麻辛附子汤中，仲景仅用半两到二两，针对风湿在表（化热化燥或伤阴）及阳虚所致的水气病，取其祛风除湿或温经通阳之功，故用量相对偏轻。

又如柴胡，仲景在小柴胡汤中的用量为半斤（按柯氏法折算，应为

125g）；而在柴胡桂枝汤中则仅为四两（即 62.5g），其用量相差 1 倍，这与方证的病因病机密切相关。盖小柴胡汤重在和解表里、调和阴阳、调节上下升降、疏利肝胆，为扶正达邪之总方，不重用柴胡则不能产生如此疗效。而柴胡桂枝汤虽功在和解少阳、发表解肌，但毕竟是太少表里双解之轻剂，是以表证虽未去但已较轻，里证虽已见但未成为主要病机的病证，故其用柴胡之量不必重剂（但在柴胡桂枝汤中仍为主药）。

根据仲景用药的精神，药量的轻重当紧扣该病之病机，提示我们要重视对中药药量学的研究。仍以柴胡为例，小剂量 2～5 g 能升举阳气，用于清阳不升，浊阴不降者；中剂量 5～10g，能疏肝解郁，用于情志不畅，肝气郁滞者；大剂量用 10～30g（张锡纯《医学衷中参西录》小柴胡汤中重用柴胡 24g），主要用于解肌退热，针对外感之邪郁于肌表而致的发热恶寒、头身疼痛、咳嗽鼻塞等，或邪在少阳往来寒热等，以引邪外达；若用于和解少阳枢机，一般在 10～15g 之间。

临床中，几乎所有单味药的用量，均需与证情符合，才可提高疗效。"夫用药之道，宜因时、因地、因人，活泼斟酌以胜病为主，不可拘于成见也。"（张锡纯语），实为参透仲景用药深义之言。

二、复方中单味药物的变化引起全方质的变化

一首复方的作用是随该复方内每味药物质与量的变化而发生质变化，若其中的某一味药物发生变化（其他药物的质与量不变时），即能决定全方作用（质）的变化。

例如：《金匮要略》中的苓桂剂：苓桂甘枣汤、苓桂术甘汤、桂苓五味甘草汤三方，都用了茯苓、桂枝、炙甘草三药以通阳化饮、健脾利尿。若配大枣 15 枚补土制水，即为治疗发汗伤阳，肾中水邪上逆、欲作奔豚的苓桂甘枣汤，因而具有通阳降逆、补土制水的作用；若配白术三两健脾燥湿，则为治疗脾胃阳虚、饮停心下（狭义痰饮）的苓桂术甘汤，具有健脾燥湿、温中降逆、行水化饮的作用；若配五味子敛气归元、养肾补心，即为治疗下焦阳虚，支饮随冲气上下妄动的桂苓五味甘草汤，具有敛气平冲、通阳化饮、降逆缓急之效。以上三方，因其配伍大枣、白术、五味子等三种不同的药物，从而引起了全方作用（质）的变化。

又如越婢加半夏汤和越婢加术汤，此二方都是在治疗风水之越婢汤的基础上加了一味药，却产生了不同的作用。若加半夏散水降逆，则成越婢加半夏汤，治疗饮热上逆之肺胀，有宣肺泄热、降逆平喘之功；若加白术

健脾燥湿，则为越婢加术汤，治疗皮水夹郁热者，有发汗散水、清热除湿之效。以上二方，因其配伍半夏、白术之不同，全方作用即有显著差别。

再如黄芪桂枝五物汤和桂枝加黄芪汤都是在调和营卫、平衡阴阳之桂枝汤的基础上，增加黄芪组成的，因甘草的去留而产生了不同的作用：黄芪桂枝五物汤重在治血痹，故立调营益气、温阳行痹法，不欲甘草之甘缓守中，故去甘草（再加大桂枝汤中生姜之量，欲其辛散通阳）；桂枝加黄芪汤旨在治黄汗，故立调和营卫、宣阳逐湿法，需用桂枝汤全方调和营卫以治黄汗不透，故仍保留炙甘草。以上两方，因有无甘草之配伍，全方作用即有显著区别。

根据上述精神，仲景在复合方剂中，改换一味药，则能治疗不同的病证。如麻黄汤、麻杏甘石汤、麻杏苡甘汤三方，同以麻黄为主药，都是辅以杏仁，使以甘草（即后世之三拗汤）。一则配桂枝，为治伤寒无汗之重剂；一则伍石膏，为治汗出而喘之良方；一则伍苡仁，为治风湿化热化燥之轻方。此正如岳美中所论："一药变则全方作用全变者，主要是配合之妙，配合愈妙，则疗效愈大，而且疗效愈速。然配合不当，反受大害。"

这启示我们在方剂配伍中，针对该方证的主症而选用主药非常重要，而大量的临床实践也证明了这一质量互变规律的可靠性。

一体属阴虚之高血压患者，心病已久，曾服加味炙甘草汤有良效，后心病复作，胸闷，左胸心区前后痛，一度精神紧张，中西医药物杂投，遂至面烘热，不寐，虑有阴虚阳亢之变，故将原方桂枝剂量减半，其家属粗知医，竟尽去之不用，讵知服后顿觉便溏纳减，腹中不适，辗转思维，乃坚持仍服原方桂枝剂量，以维持心力而调节阴阳平衡，果尔覆杯而卧，诸恙若失（陈伯涛《仲景方与临床》）。

龚氏诊治一湿温患者，服药50余剂而无效，乃请李培生之父斟酌，其父谓"照龚方（内有芩、连、半夏等药）加干姜一味可也。盖湿温痞、呕、泻利，有同于伤寒胃不和。湿郁热蒸，中焦不和，则湿热二者，愈益纠缠不解，故前人有抽茧剥蕉之喻。仲景半夏泻心汤，用芩、连清热，姜、夏燥湿，借用于湿温，可谓面面俱到。若今人只敢用寒凉药而不用辛热药，未免遗却一面，遂至不效矣。"后患者服此方数剂，竟愈。（李培生《经方临床应用与研究》）。

吴佩衡诊治一风寒伤及太阳肌表患者，投麻黄汤加味主之，嘱温服而卧，取汗自愈。殊料病者家属畏忌麻黄一药之温，恐燥热伤津，自行将药中麻黄减除，服一碗，未得汗，见其躁烦，发热反增，体温升至39.7℃，继服第二碗，则头痛如裂，身痛如被杖，恶寒较昨日更甚，疑为药不对证。急视之，脉来浮紧急，苔白腻，呼痛呻吟，虽言失治，幸喜表寒证型未变，仍用原方，服药 2 次后，温复而卧，少顷，汗出热退，表邪解，脉静身凉而愈（《吴佩衡医案》）。

恩师彭履祥介绍，有一胃气虚寒的胃痛患者，曾经三位医生诊治，均处以丁萸理中汤而无效，胃痛反而加剧，遂转求第四位医生诊治，仍然处以原方，仅去甘草，再加饴糖二两补益胃气（取大建中汤意）服后胃痛痊愈，这一加一减，疗效竟有显著差别。

上述例证表明，在辨证精当的同时，选方择药（如案中之桂枝、干姜、麻黄、饴糖等等）万万不可掉以轻心。

三、复方中某一味药物重量的变化决定该方质的变化

如桂枝加桂汤，此即桂枝汤原方中桂枝用量由三两加至五两，因增加了桂枝的用量，其主治就不是太阳中风表虚证，而是外寒内入、误汗伤及心阳，致水寒凝心的奔豚气病，即将桂枝汤解肌调和营卫的作用，一变而为温通心阳、平冲降逆之效。岳美中曾治一妇人，患奔豚证两年，他医投大剂治奔豚方药多剂未效，即投桂枝加桂汤，6 剂后即痊愈，追访年余未发。

桂枝汤中，若将芍药的用量增加一倍（六两），即名为桂枝加芍药汤，主治太阳病误下后，因而腹满时痛者，则变解表方而为和里止痛方。

通脉四逆汤即四逆汤原方，再将干姜加倍到三两而成（强人可加至四两），由于干姜用量的变化，则将四逆汤回阳救逆的作用而变为破阴回阳、通达内外的功效了。

麻黄附子汤即《伤寒论》中麻黄附子甘草汤的药物，仅将其中的麻黄由二两增至三两，虽然只增加一两，但却变麻黄附子甘草汤温经复阳，微发其汗的作用，而为发汗利水，兼温经复阳之功，用以治疗水气病中的正水，因肾阳虚不能化气行水、水寒干肺者。

后世不少名家遵从上述规律，在辨证准确、处方得当的基础上，慎用复方中某一味药的用量。如：陆养愚治沈立川内人胸膈不舒……大便溏……半年间顺气清热、开郁化痰消食之药，服将百剂……此肝脾燥热忿郁积久而致，前属有余，今为不足，宜用补剂。沈曰：前用人参五分，且有开气之药，极痞满，恐补不能投。曰：参少而兼开气，所以痞满也。乃用八物汤

人参一钱，服之大胀，乃加参二钱，胀即减，加至三钱，竟不胀矣（清·魏之琇《续名医类案·卷十·郁症》）。此案类同"无水虚胀者为气"，即属虚气作胀，则重在补虚，故陆案中轻用人参一钱，反见"大胀"，加人参二钱，"胀即减少"，更加到三钱，"竟不胀矣"，某味药量之增损，明显影响该方疗效，临床家当深思之（守方以期量变到质变）。

张景岳治一壮年素好火酒，因致热结三焦、二便俱闭，先以大承气汤，用大黄五七钱，如石投水，又用神祐丸及导法，俱不能通，且前后俱闭，危剧益甚，遂仍以大承气汤加生大黄二两、芒硝三钱，加牙皂二钱煎服，黄昏进药，四鼓始通，大便通而后小便渐利，"此所谓盘根错节，有非斧斤不可者，即此之类，若优柔不断，鲜不害矣。"（《景岳全书·卷三十四·杂证谟·秘结》）此加重大黄药量取效之例。

有病者自服小青龙汤两剂治外感痰喘，每剂加生石膏三钱，服后其喘不止，转加烦躁，张锡纯仍为开小青龙汤，去麻黄，加杏仁，又加生石膏一两。一剂喘止，烦躁亦愈十之八九……为其仍为烦躁之意，又加生石膏一两，服后霍然全愈。

张氏评曰："彼但知用小青龙汤以治外感痰喘，而不重用生石膏以清热者，尚其以兹为鉴哉。"（《医学衷中参西录》）此为重用生石膏清热平喘之例。

重庆陈源生之母患巅顶剧痛，手足逆冷，胸口冷痛，时欲作呕，陈予吴茱萸汤治之，不料药后病增而吐剧，为此求教于其叔祖父陈济普。陈济普先生认为辨证无误，方亦对路，药后无效，在于吴茱萸的用量过重，减其半，并加黄连五分以制之，便一剂而安（《名老中医之路》）。此减轻吴茱萸用量止头痛欲呕之例。

在临床实践中因某味药物的用量不当而影响复方疗效的例子屡见不鲜，因此在使用药量时，应遵循前人已有的经验，并不断总结新规律，是提高疗效的一个重要方面。

四、严格掌握复方的总剂量及其每味药物之间的适当比例

仲景很重视复方的剂量（包括服药量），如他在桂枝汤方后云："或一服汗出病瘥，停后服，不必尽剂……若不汗出，乃服至二、三剂。"所说"不必尽剂"和"服至二、三剂"的本意是根据病情的转归而严格掌握剂量，以其"中病即止"。

在临床中，药物的总量至关重要。如印会河治一狂躁打人、神志昏乱，大便数日未行之患者，断为痰火扰心、蒙蔽神明，初用半包（9g）王隐君之礞石滚痰丸泻火逐痰，因药少力轻，大便未行，标志其痰火未得出路。第二次增至一包（18g），仍未见有大便，神识昏昧，烦躁不眠，一如既往。因病人年轻体壮，虑有病重药轻之弊，乃增用礞石滚痰丸至一包半（27g），数小时后得便，病人随即神倦思眠，诸症渐减，经调而瘥（《近代名老中医临床思维方法》）。此为经三服药力增至三倍而收效的案例。

除此而外，仲景更重视复方中的相对剂量及其比例。小半夏汤、生姜半夏汤、半夏干姜散三方均由姜（生姜或干姜）与半夏组成。但小半夏汤君以半夏（一升），治寒饮气逆的实证，重在降逆化饮，服药量最重（取一升半，分温再服，即每次服150ml）；生姜半夏汤君以生姜（生姜汁一升），治寒饮搏结胸中证，重在辛散水饮、宣通阳气，服药量最轻（取一升半，小冷分四服，即每次服75ml）；半夏干姜散则二药等分（另用浆水煮）治中阳不足、胃气虚寒上逆证，重在温胃止呕，服药量较重（取七合顿服，即服140ml）。该三方服药量及药物之间的比例与该病病机、病情轻重相宜。

小承气汤、厚朴三物汤、厚朴大黄汤三方，组成相同，只因用量及比例不同，则治疗不同病证。小承气汤君以大黄（四两）治热结旁流证；厚朴三物汤君以厚朴（八两）治气滞热结证；厚朴大黄汤则厚朴（一尺）、大黄（六两）俱重，治饮热互结胸腹的支饮证。三方服药量以厚朴三物汤最重（二升），小承气汤最轻（六合）。

动物实验证实，用五苓散原方比例，泽泻∶猪苓∶茯苓∶白术∶桂枝＝5∶3∶3∶3∶2，则利尿作用最强。

厚朴生姜半夏甘草人参汤，原方厚朴与人参之比，为8∶1；旋覆代赭汤，原方生姜与代赭石之比为5∶1。临床仿此比例用药，疗效提高。

甘草粉蜜汤中，蜜∶甘草∶铅粉＝4∶2∶1。若用铅粉诱杀蛔虫，用量超过3g，易致中毒。

炙甘草汤中生地用到250g（东汉一斤），大枣30枚，效果最佳。

后世医家遵循上述规律，有不少创见：

岳美中发现仲景的猪苓汤不可随意加减，他曾诊治慢性肾盂肾炎患者，尿频、血尿，用猪苓汤原方三剂愈；20日后病情复犯，因见脉虚加入一味山药，病情反复，再用猪苓汤原方又效。后病复发患者又来诊，思加入海金沙似无不可，竟又不效，再用猪苓汤原方而愈。

吴鞠通有活用《金匮要略》麻黄附子汤治正水的医案，认为麻黄之量应重于甘草，颇堪寻味。陈，32岁，经谓病始于下而盛于上者，先治其下，后治其上；病始于上而盛于下，先治其上，后治其下。此证始于上肿，当发其汗，予《金匮要略》麻黄附子汤：麻黄二两，熟附子一两六钱，炙甘草一两二钱，煮成五饭碗，先服半碗，得汗后止服，不汗再服，以得汗为度。此方前医曾用过，无效。吴氏评曰："前医恐麻黄发阳，用八分；附子护阳，用一钱以监制麻黄；又恐麻黄附子皆剽悍药也，甘草平，遂用一钱二分，又监制麻黄附子，如何能效？"吴则将附子少于麻黄四钱，让麻黄出头；甘草又少于附子四钱，让麻黄附子出头，甘草但坐镇中州而已，用之果效。此案充分说明复方中药物之间的用量比例恰当，对疗效有举足轻重的作用。

对当归补血汤的现代药理研究表明，以促进造血而言，黄芪五倍于当归之配伍，作用明显优于两药等量配伍和单味应用。黄芪、当归二药比例不同，对小鼠红细胞膜流动性的影响程度不同。因此，研究药对药理作用时，必须注意二药的比例（《经方临床应用与研究》）。

清代名医傅青主"其用方也奇而法……擅高韵，又饶精思"（《傅青主女科》张凤翔序）。其所制完带汤，药物用量甚巧，白术、山药各一两，白芍五钱，人参、车前子、苍术各三钱，甘草一钱，而陈皮、荆芥穗、柴胡只用五、六分，这种重达一两，轻不及钱，用量悬殊，正是傅青主寓补于散、寄消于升，动静配合，相反相成的组方经验，用此方如不按此方用量则难收利湿止带之效。

仲景生姜半夏汤"小冷分四服"实乃"轻可去实"法之宗祖。服药量极"轻""少"者，亦可愈顽疾大症。《薛生白湿热病篇》之苏连饮，仅用苏叶二三分，川连三四分，治"呕恶不止，昼夜不差欲死者"；秦伯未有用2.4g之药治呕吐案，治一女病人呕吐数月，食已即吐，吐不尽胃，甚则闻食味、药味即吐，检前处方，有健脾养胃之剂，有清胃化浊之剂，药量均较重，测其脉，关脉弦滑小数，验其舌，舌中根苔黄薄。秦老处方，黄连0.3g，竹茹1.5g，佛手柑0.6g，呕吐即止。叩问所用之药，前医均已用过，为何此效而彼不效。秦老答曰：效在用量之轻（《名老中医之路》）。何以轻淡之剂可愈重病？徐灵胎曰："世又有极重极久之病，诸药罔效，忽服极轻淡之方而愈。此乃其病本有专治之方，从前皆系误治，忽遇对症之药，自然应手而瘳也。"（《医学源流论》）。盖对症之药是有效的前提，而对症药的药量符合该病情的需要，亦为取得良效的关键因素。

上述大量临床实践说明，无论经方与时方，只要其总量及药物间比例恰当，与该病病因病机丝丝入扣，定会提高疗效。

五、通过配伍发挥药物之间协同依赖作用，使全方产生质的变化

动物实验证明，茵陈蒿汤的三味药合用，增加胆汁排泄，若分别单味投药，则无明显利胆作用。

四逆汤只有合用附子、干姜、炙甘草，才使实验动物蛙心收缩力最强。

白虎汤之用生石膏与知母，实乃"相须"为用。单用生石膏退热作用虽快，但较弱而短暂，知母退热虽缓，但作用强而持久，两药相伍，全方退热作用显著提高。

芍药甘草汤二药"相使"为用，芍药有效成分芍药甙与甘草有效成分FM100合并腹腔注射后，镇痛、抑制胃酸分泌和消炎作用均因协同而得到加强。从分子生物学水平认为，芍药甙的作用通过一种皂甙与细胞膜结合来改变细胞膜的理化结构，对应激性溃疡有预防作用，而甘草有效成分FM100通过调节胃黏膜中CAMP含量，起到调节胃酸分泌和保护胃黏膜的作用。故芍药甘草的配伍，其药理作用互相增强，从而提高疗效（《经方临床应用与研究》）。

葛根汤、黄芩汤、大承气汤和桂枝茯苓丸具有单味药物所不备的作用。

葶苈大枣泻肺汤能防革兰阳性菌对动物支气管的感染，全方比相应的单味药更有效。

补中益气汤中的升麻和柴胡对该方配伍的其他药物而言，有明显的协同作用，并能增强肠蠕动为主的药物作用强度，当去掉这两味药时，该方对肠蠕动的作用即减弱，但若单用这两味药，则上述作用消失。

止痉散无论是用单味的蜈蚣或全蝎，都不如合用的止痉力强，说明此两味药有相互促进的作用。

上述说明，综合用药形成的新的力量，产生质的飞跃，显示出增效反应。

以上所论仲景方药配伍的五大规律，充分说明了量变和质变的辩证关系，具有科学性，值得中医药学家认真研讨并在临床中予以借鉴，对提高疗效将大有裨益。

第三章

经方临床治验

运用经方治疗糖尿病

广州中医药大学　熊曼琪

后人尊称仲景为"医圣"，仲景著作《伤寒论》和《金匮要略》为"医经"，"医经"里的方剂为"经方"。经方即经典之方，是后世对仲景方的尊称。

本人常用以下诸方治疗糖尿病及其并发症取得良效，现介绍如下。

1. 白虎加人参汤

《伤寒论》用于治疗胃热炽盛，津气两伤之证。《金匮要略》用于治疗消渴。原文曰："……大渴，舌上干燥而烦，欲饮水数升者，白虎加人参汤主之。""渴欲饮水，口干舌燥者，白虎加人参汤主之。"

糖尿病初起或血糖控制不良时常见：烦渴多饮，多食易饥，口干舌燥，舌红苔黄等。

方用：石膏、知母清泄胃热；粳米以淮山药代之；人参用太子参或西洋参，合用以达到益气生津之功。

合玉泉散意，加大花粉、葛根、生地黄、玄参，其效更佳。饥甚，加黄连清胃火；渴甚，加黄芩清肺热。

2. 桃核承气汤

《伤寒论》中用于治疗血热互结的蓄血证，是泄热逐瘀代表方。

糖尿病常出现多饮、多食、多尿，大便干燥，便秘，为胃肠燥热、灼伤阴津所致。

又多见口唇紫暗，舌质暗红，边有瘀斑。舌下静脉青紫，脉沉涩，为胃热灼伤阴血，血脉涩滞难行，以致瘀血燥热相互搏结。

方用：桃仁活血化瘀；桂枝通经活血；大黄、芒硝、甘草攻下阳明燥热内结。

全方有泄热通下，逐瘀活血之功。合增液汤意，加生地、玄参，更为对证。便秘重者，大黄、芒硝后下；轻者，大黄同煎；兼气虚者，酌情加黄芪或太子参。

3. 真武汤

《伤寒论》用于治疗少阴肾阳虚衰，水气泛滥之证。

糖尿病日久阴损及阳，导致肾阳虚衰，不能化气行水，出现形寒肢冷，神疲乏力，腰膝酸软，全身浮肿，头眩心悸，小便短少，舌淡苔白或白滑，脉沉迟弱（见于糖尿病肾病、糖尿病心脏病后期）亦可见。

方用炮附子温肾助阳；白术燥湿健脾；茯苓淡渗利水；生姜助阳散水；芍药敛阴和营。合为温阳化气行水。

糖尿病往往兼瘀血者，加丹参、益母草、桂枝，通阳活血；气虚明显者，加黄芪，或再加党参，益气温脾；肝阳上亢（合并高血压）者，加钩藤、天麻，平肝息风；焦燥渴者，宗《金匮要略》消渴病篇："小便不利，有水气，其人若渴，栝蒌瞿麦丸主之。"加用栝蒌根、淮山药生津润燥，瞿麦淡渗利水，炮附子温阳化气。共奏温阳化气利水、生津润燥止渴之功。

4. 肾气丸

肾气丸是温补肾阳代表方剂。仲景用于治疗消渴、虚劳、痰饮、妇人转胞等证。《金匮要略》消渴病篇"男子消渴，小便反多，以饮一斗，小便一斗，肾气丸主之"

糖尿病日久，病入下焦，阴损及阳，导致肾阳虚损。证见神疲倦怠，少气懒言，语声低微，四肢乏力，腰膝酸软，舌淡苔白，脉沉而弱。

方用地黄滋阴补肾；山萸肉、淮山药补益肝脾；茯苓、丹皮、泽泻协调肝脾；附子、桂枝温阳暖肾。上药共奏双补肾阴肾阳之效

肾阳虚明显者，用肉桂易桂枝，以增温阳之力；小便多者，仿"水陆二仙丹"意，加金樱子、芡实，补肾涩精；气虚甚者，重用黄芪益气；下肢轻度浮肿者，加牛膝、车前子（性喜下行，以制黄芪之升提），仿济生肾气丸意，温肾活血利水。

5. 五苓散

仲景用于治疗膀胱气化不利，水停下焦之证。《伤寒论》太阳病篇及《金匮要略》消渴病篇均有"若脉浮，小便不利，微热消渴者，五苓散主之"的论述。

糖尿病合并自主神经病变，影响支配膀胱的骶髓副交感神经及胸髓、腰髓的交感神经，导致膀胱功能异常。早期可见：偶在生气着急时，出现排尿时间延长。中期可见尿流变弱，排尿费力，排尿时间延长，多次排尿后仍余沥不尽，甚或小便失禁。为糖尿病日久，气虚及阳，气化失职，水蓄膀胱所致。

方用：桂枝通阳化气；白术、云苓、泽泻、猪苓淡渗利水；加黄芪益气。

方中黄芪重用，使收缩无力之膀胱功能迅速得以恢复。遵仲景原方之意，桂枝只宜少量，取其辛温通阳，又不耗伤阴津。

6. 黄芪桂枝五物汤

《金匮要略》用于治疗血痹，即所谓："身体不仁，如风痹状，黄芪桂枝五物汤主之。"血痹乃阳气不足，阴寒凝滞，血脉痹阻所致。本证以肌肤麻木不仁，脉微而涩为辨证要点。

糖尿病日久，气阴两虚，血脉瘀阻，肢端失养，出现肢体麻木疼痛，多呈对称性，下肢为甚。有麻木、触电感、蚁爬感，继而刺痛，甚则可呈放射性或痉挛性作痛，夜间尤剧。

仿黄芪桂枝五物汤法，自拟方：黄芪、桂枝、熟地、玄参益气养阴以治本；当归、桃仁、牛膝活血通痹治其标；另可配合外洗方：桂枝、乳香、没药、苏木、川红花，煎水浸泡外洗，以温阳和络，活血通脉。

7. 酸枣仁汤

《金匮要略》用于治疗"虚劳虚烦不得眠"之证。

失眠亦为糖尿病常见症状，有的十分顽固，经久不愈。表现为难以入睡、或早醒、或睡不宁、多梦。伴头晕、头胀、心烦、精神不振、记忆力减退等。失眠常可致血糖不稳定，血糖上升。

方用：酸枣仁养血安神（用量最重）；川芎调血养肝（用量其次），以清阴热；知母清热除烦（用量其次）以除虚烦；茯苓宁心安神（用量其次），以安心神；甘草和中（用量最轻）。

《金匮要略》腹痛证治的探讨

广州中医药大学　黄仰模

《金匮要略》原名为《金匮要略方论》，是张仲景《伤寒杂病论》的杂病部分。《金匮要略》内容丰富多彩、博大精深，临床价值很高，近1800年来一直指导着临床实践。笔者拟就其对腹痛的证治进行探讨，以祈抛砖引玉。

一、腹痛

阴阳两虚，脾胃虚弱证

"虚劳里急，悸，衄，腹中痛，梦失精，四肢酸疼，手足烦热，咽干口燥，小建中汤主之。""虚劳里急，诸不足，黄芪建中汤主之。"阳虚生寒，则里急，腹中痛。治以建立中气，用小建中汤，方由桂枝汤倍芍药加胶饴而成。君药为饴糖者，其意在于该病证以脾胃虚弱为根本，以里急、腹痛为主症，甘药可以缓急止痛，甘药入脾，求建中之意。以桂枝汤倍芍药，调和阴阳，养血生阳。黄芪建中汤用小建中汤加黄芪一两半，偏于益气。

小建中汤是治疗虚劳病寒热错杂的主要方剂。临床治疗以脾胃虚弱的各类腹中疼痛症，如慢性、虚弱性胃肠疾患、过敏性结肠综合征、慢性胃炎、十二指肠溃疡、非溃疡性消化不良，以及无腹水的结核性腹膜炎轻证等疾病的腹中疼痛症属本条证机者。黄芪建中汤用于小建中汤主治病证，适用于阴阳气血两虚偏于气虚者。

黄芪建中汤治疗慢性萎缩性胃炎案：

马某，女，40岁。2002年5月3日诊。患者有胃病史10年，刻诊：胃脘部隐痛，喜温喜按，嘈杂似饥不欲食，食后作胀，口干无酸水，心烦失眠，便溏畏寒，神疲乏力，面色少华，舌淡脉细弱。胃镜检查提示：萎缩性胃炎。证属胃病日久，脾胃失健，阴阳两虚。治宜建中补虚，缓急止痛。处方：炙黄芪12g，桂枝6g，白芍12g，白术10g，枳壳10g，陈皮5g，大枣5枚，生姜2片，饴糖20g（和服）。服药5剂后胃脘部隐痛缓解，嘈杂感减轻，食欲增加。守方调理1月余，诸症皆愈［孙光祥．黄芪建中汤临床应用举隅．江苏中医药，2004，25（6）：50］。

分析：慢性萎缩性胃炎属中医"胃脘痛"范畴。本病病程缠绵，经常表现为脾阳不振，运化无权，如胃脘部隐痛，喜温喜按，便溏畏寒；胃阴不足，虚热内扰，如嘈杂似饥不欲食，心烦失眠等寒热错杂症状，病理符合中焦脾胃虚弱，阴阳两虚，偏于阳虚，因此治疗用黄芪建中汤加味取验。

笔者常用小建中汤、黄芪建中汤加佛手、木香、砂仁治疗胃脘痛（慢性胃炎、胃溃疡等）效果好。

二、胃　痛

1. 胃阴虚

"大逆上气，咽喉不利，止逆下气者，麦门冬汤主之。"治以养胃阴，清胃热。方用麦门冬汤。方中重用麦门冬为君，润肺养胃，并清虚火；人参、甘草、大枣、粳米为臣，养胃气而生津，津充则虚火自敛，培土生金；半夏降逆化痰为佐。临床用治慢性胃炎、萎缩性胃炎、胃及十二指肠溃疡属胃阴虚者。

2. 寒饮气逆

"心中痞，诸逆心悬痛，桂枝生姜枳实汤主之。"主症有心中（胃脘部）痞闷不通并向上牵引疼痛（"心悬痛"）、气逆抢心、干呕气塞，或兼胸满、呕吐、嗳气等症，舌淡苔白，脉沉弦；治法为通阳化饮，降逆消痞。方用桂枝生姜枳实汤。方中桂枝通阳平冲降逆，生姜和胃降逆，枳实消痞除满。临床主要用于寒饮气逆之心（胃）痛，可用于慢性胃炎、胃下垂、功能性消化不良症具有本方证病机者。

3. 阴寒痼结证

"心痛彻背，背痛彻心，乌头赤石脂丸主之。"主症除"心痛彻背，背痛彻心"外，尚见形寒畏冷、四肢厥逆、冷汗自出、舌淡苔白、脉沉紧等。其疼痛的特点是心窝部与背部相互牵引作痛，痛势剧烈而无休止。治法为温阳散寒，峻逐阴邪，方用乌头赤石脂丸。方中乌、附、椒、姜，逐寒止痛，赤石脂温涩调中，收敛阳气。乌头、附子同用易出现中毒，故改作汤剂用时必须先煎、久煎乌头、附子。临床常用本方治疗胃脘痛、腹痛、疝痛、腹泻等属阴寒内盛者。

三、腹　满

（一）实热证

1. 里实兼表证

"病腹满，发热十日，脉浮而数，饮食如故，厚朴七物汤主之。"主症有腹部胀满、发热、脉浮数、饮食如故，伴见大便秘结、或腹部胀痛、口干口苦、舌红苔薄黄等症。治法应表里双解，即行气除满，通腑泄热，兼疏表散寒，方用厚朴七物汤。

厚朴七物汤常用于急性肠炎、痢疾初起、肠梗阻等属表里同病、腹满发热并见者；或胃肠型感冒、感冒夹伤食有汗者；以及其他热性病初起，凡大便不通，气滞热结者。

治感冒夹伤食案：

潘某，男，43岁。先因劳动汗出受凉，又以晚餐过饱伤食，致发热恶寒，头疼身痛，脘闷恶心，单位卫生科给以藿香正气丸3包，不应，又给保和丸3包，亦无效；仍发热头痛，汗出恶风，腹满而痛，大便3日未解，舌苔黄腻，脉浮而滑。此表邪未尽，里实已成。治以表里双解为法。用厚朴七物汤：厚朴10g，枳实6g，大黄10g，桂枝10g，甘草3g，生姜3片，大枣3枚，加白芍10g。嘱服2剂，得畅下后即止后服，糜粥自养，上症悉除（谭日强．《金匮要略》浅述．北京：人民卫生出版社，1981：159）。

分析：此病因于汗出受凉和过饱伤食，既有发热头痛、汗出恶风之表证，又有腹满而痛、不大便之里证；再从其舌苔黄腻，脉浮而滑来看，此表邪未尽，而里已化热成实，与厚朴七物汤证之主症、病机相吻合，故仅服该方2剂而愈。

2. 里实胀重于积证

"痛而闭者，厚朴三物汤主之。"主症除腹胀满疼痛（拒按）外，尚见大便不通、无矢气、舌红苔黄、脉沉实或滑数有力；治法为行气泄满，去积通便，方用厚朴三物汤。本方与厚朴七物汤皆重用厚朴行气泄满为君，又臣以枳实破气消痞，大黄去积通便，说明两方证都有气机壅滞较甚、腹满里实、大便不通等热结里实之特点，但厚朴七物汤方证为表里同病，兼见脉浮数、发热等表证症状，以治里实为主兼以解表，故方中又有桂枝汤去芍药以解表和营；而本方证不兼表证，属单纯治里，大黄用量较前方多一两以加强通下之力。

厚朴三物汤可用于治疗肠梗阻、腹膜炎、肠功能紊乱、外伤性腹胀等具有本方证病机者。

治肠梗阻案：

某男，57岁。4天前突然发热恶寒、头身疼痛，2天后寒热渐平，但腹痛胀满，呈阵发性加剧，呕吐频作，每因进食或饮水而诱发，呕吐物初为食物和黏液，后为黄绿色液体，经X线腹部透视，发现肠腔内有大量气体和液平面。诊断：完全性单纯性肠梗阻。建议立即手术治疗，病人惧怕手术，邀吾师赵广安诊治。症见：患者烦躁不安，腹胀、疼痛，自觉有气体在腹内冲动，达右上腹时疼痛剧烈，大便2天未行，亦无矢气，小便量少色赤。切诊腹痛拒按听诊肠蠕动音高亢。舌质略赤，苔黄燥，脉沉滑。辨证：初为寒邪袭表，入里化热，与胃肠郁热搏结，致使肠道燥屎内结而腑气不通。急用厚朴三物汤通腑下气，泻热导滞。处方：厚朴100g，枳实30g，大黄15g（后下），水煎分2次服。服1剂后腹中矢气频频，随后泻下燥屎及黏液。3剂后诸症消失，再予健脾和胃药3剂调理而愈［张宗圣.厚朴三物汤验案三例.山东中医杂志，1997，(8)：375］。

分析：数天前以突然发热恶寒、头身疼痛而起病，2天后寒热渐平，但腹痛胀满，呈阵发性加剧，呕吐频作，提示表邪已入里。现烦躁不安，腹满胀痛拒按，自觉腹内有气体冲动，大便2天未解，亦无矢气，小便量少色赤，舌质略赤，苔黄燥，脉沉滑，系表寒入里化热，郁热与糟粕相结，燥屎阻塞于肠，腑气不通之故。此属腹满里实胀重于积之证，故予重剂厚朴三物汤而立建奇功。

3. 里实兼少阳证

"按之心下满痛者，此为实也，当下之，宜大柴胡汤。"主症除按之心下满痛外，应具往来寒热、胸胁苦满、郁郁微烦、大便秘结、舌红苔黄、脉弦数有力；治法为和解少阳，通下阳明热结里实；方用大柴胡汤。《医宗金鉴·删补名医方论》就本方的配伍作了精辟的分析："柴胡证在，又复有里，故立少阳两解法也。以小柴胡汤加枳实、芍药者，乃解其外以和其内也；去参、草者，以里不虚也；少加大黄，以泄热结也；倍生姜者，因呕不止也。斯方也，柴胡得生姜之倍，解半表之功捷，枳、芍得大黄之少，攻半里之效徐，虽云下之，亦下中之和剂也。"

大柴胡汤除具有和解少阳，通下阳明里实之功效外，还有疏肝利胆、调理肠胃等作用，临床应用范围较广，如胁痛、胃脘痛、黄疸、呕吐、腹痛、便秘、下利等病证。临床用于胆囊炎、胆石症、肝炎、胰腺炎、胃炎、胃溃疡、肠梗阻、结肠炎、肠伤寒等疾病而具有本方证病机者。

4. 里实积胀具重证

"腹满不减，减不足言，当须下之，宜大承气汤。"主症除腹满不减、减不足言外，尚见腹痛（脐腹为著）拒按、大便不通、发热（或发潮热）、舌红苔黄燥、脉沉实或数而有力等；治法为峻下热结，破滞除满；方用大承气汤。

大承气汤在《伤寒论》中用于治疗痞满燥实坚俱备的阳明腑实重证。张仲景抓住基本病机，扩大其应用范围，在《金匮要略》中又将其灵活运用于里热痉病、积胀具重之腹满、实积下利、宿食在肠以及妇人产后热结里实腹痛。后世家受此启发，进一步拓展了本方的应用范围，如治疗腹满、腹痛、便秘、下利、呕吐、黄疸等病证。本方还用于治疗急性单纯性肠梗阻、蛔虫性肠梗阻、急性胆囊炎、胆石症、急性胰腺炎、急性阑尾炎、急性胃炎、胃结石等病而具有本方证病机者。

（二）虚寒证

1. 脾胃虚寒，水湿内停证

"腹中寒气，雷鸣切痛，胸胁逆满，呕吐，附子粳米汤主之。"本证以腹胀满、腹中雷鸣（肠鸣）切痛、胸胁逆满、呕吐为主症，还可见四肢不温、舌淡苔白滑、脉沉迟等症。治法是温中散寒止痛，化湿降逆止呕，方用附子粳米汤。程林《素问直解》对此方作了精辟的分析："腹中寒气，非附子辛热不足以温之；雷鸣切痛，非甘草、大枣、粳米之甘不足以和之；逆满呕吐，非半夏之辛不足以散之，五物相需而为佐使。"

附子粳米汤治腹痛肠鸣案。杨某某，女性，38岁，家庭妇女。患者腹痛肠鸣已有月余，曾用西药治疗无效，予1981年3月15日来诊。据病人主诉，一月前因受凉而觉腹部阵痛，夜间较甚，继而发现干呕，有时吐涎沫，腹中雷鸣，脐周疼痛，绵绵不止。查其面色萎黄腹部平软，肝脾不大，痛时喜按，大便正常，饮食略减，无吞酸呃逆。舌淡苔白，脉沉细而缓。乃脾阳不足，寒气上逆，遂投附子粳米汤原方：附子（炮）10g，粳米9g，半夏9g，甘草6g，大枣3枚。服药3剂疼痛全止，呕逆减轻，原方继投2剂而愈（王占玺.《金匮要略》临床研究. 北京：科学技术文献出版社，1994：9）。

2. 脾胃阳虚，阴寒内盛证

"心胸中大寒痛，呕不能饮食，腹中寒，上冲皮起，出见有头足，上下痛而不可触近，大建中汤主之。"由"大寒痛"、"腹中寒"、"大建中汤主之"等可知，本方证及其腹满痛的性质为虚寒。"上冲皮起，出见有头足"，是寒气攻冲，气机逆乱凝结于局部而在腹部的征象——即腹壁可见大小不等、形状不一、时聚时散之包块，也有认为因蛔虫所致者若从现代医学角度分析，此"上中皮起，出见有头足"，大多是胃肠痉挛或各种原因所致肠梗阻时所出现的胃型、肠型。治当温中补虚，散寒止痛，主以大建中汤，俾阳复寒散，中气健运，则诸症自除。诚如朱光被所说："法当先扶植胃气为主，佐以祛寒，此大建中之所由设也。人参干姜甘温补正，助饴糖以固守中气。川椒辛热，直走三焦，破阴而回阳，令心胸腹内之寒邪顷刻消散，共成建中之奇勋。"（《金匮要略正义》）

大建中汤既有温阳建中，散寒止痛，降逆止呕之效，又具安蛔止痛之功，可用于治疗慢性胃炎、胃与十二指肠球部溃疡、胃痉挛、胃扭转、急性肠梗阻、术后单纯性粘连肠梗阻、蛔虫性肠梗阻、胆道蛔虫症、慢性结肠炎、结肠痉挛、克罗恩病等符合本方证病机者。

治急性肠梗阻案：

王某，女，14 岁。1983 年 4 月 25 日初诊。患者素体欠佳，又喜零食。3 天前突然腹痛，其母以为蛔虫，自购宝塔糖 5 粒，服药后病情加剧，遂来急诊。症见形体消瘦，腹痛如绞，腹痛剧烈时腹内肠鸣，偶见突起包块蠕动，呕吐频作，吐出蛔虫，饮食未进，大便数日未下，矢气全无，面青肢厥，烦躁不安，脉沉迟而细，苔白厚腻。经 X 线检查，可见 5～6 个阶梯样液平面，确诊为"急性机械性肠梗阻"，建议手术治疗。其父母因对手术有顾虑，故请中医治疗。患者体质娇嫩，服宝塔糖不够剂量，致蛔虫内扰，搏结成团，阻于肠道，法当行气泄满，温中散寒，大建中气。俟中州脾阳一旺，气机通畅，则虫体自去。拟大建中汤加减。处方：西党参15g，川椒 7g，干姜 3g，槟榔 15g，水煎温服。服后 2 小时，自觉肠中辘辘作响，泻下蛔虫 60 余条，即肢温厥回，腹痛顿减。以后 2 小时内，又陆续排出蛔虫 20 余条，乃用香砂六君子汤调理 5 天而愈［吴协兵. 大建中汤加减治疗急性肠梗阻. 中医杂志，1987，（5）：51］。

3. 脾肾虚寒，水饮上逆证

"寒气厥逆，赤丸主之"，以方测证，其证候表现除四肢厥冷外，尚有腹满、腹痛、肠鸣、呕吐清水、心下悸、头晕目眩、舌淡胖边有齿痕苔白滑、脉沉细迟或沉弦等症。从用乌头而不用附子，可知本方证腹痛较重。本方证的难点是赤丸方中乌头与半夏的配伍问题。"半蒌贝敛及攻乌"，是后世医家在药物的配伍禁忌上所提出的"十八反"的内容之一。《雷公药性赋》认为：乌头反半夏，不宜同用，此处仲景两药并用，旨在相反相成，以取速效，且配成丸剂用量亦小，又以蜜制其悍，故药后可获良效而无毒性。

赤丸方临床可用于治疗腹满、腹痛、胃脘痛、寒疝腹痛、痛经、下利等病证具有本方证病机者。

治腹痛案：

周某，男，28岁。患者白天因天气炎热，口渴饮大量河水，晚餐又食酸腐食物，夜宿露天乘凉。半夜突然出现心腹绞痛，呕吐饮食，四肢厥冷，脉象沉迟，舌淡苔白。此为寒湿内伤，中焦阳虚，当温中散寒，降逆化湿，仿仲景理中、赤丸方意治之。处方：制乌头（先煎）、甘草各4g，细辛2g，半夏、苍术各6g，太子参、茯苓各10g，生姜汁5滴（冲服）。煎200ml，分两次服。1剂痛解呕平，再服1剂病愈［张谷才．从《金匮要略》谈相反的配伍方法．安徽中医学院学报，1983，(2)：40］。

分析：因贪凉饮冷，又进酸腐食物，寒湿之邪直中于腹，伤及中阳，而见心腹绞痛，呕吐饮食，四肢厥冷，脉象沉迟，舌淡苔白等症。仿理中汤和赤丸方之意化裁，以温中散寒止痛，降逆化湿止呕而愈。处方中以苍术易白术可增强燥湿之力；以太子参易人参者，一是病程短而气虚不甚，二是太子参气阴双补，可防乌头、细辛、半夏等温燥与茯苓淡渗伤阴。

（三）寒实证

"胁下偏痛，发热，其脉紧弦，此寒也，以温药下之，宜大黄附子汤。"主症除胁下偏痛、发热、脉紧弦外，以方测证，尚有腹满疼痛拒按、大便秘结、形寒肢冷、舌苔白腻等症。此为本虚标实之证。治法当温下寒积，方用大黄附子汤。方中虽用大黄，但有附子、细辛相伍，以制其苦寒之性，诚如程林《素问直解》所释："大黄苦寒，走而不守，得附子、细辛之大热，则寒性散而走泄之性存是也。"

大黄附子汤用于治疗慢性胃炎、胃下垂、十二指肠壅积症、慢性结肠炎、痢疾、粘连性肠梗阻、急性胆囊炎、胆石症、胆道蛔虫症等病症而具有本方证病机者。

治腹痛案：

钟大满，腹痛有年，理中四逆辈皆已服之，间或可止。但痛发不常，或一月数发，或二月一发，每痛多为饮食寒冷之所诱致。自常以胡椒末用姜汤冲服，痛得暂解。一日，彼晤余戚家，谈其痼疾之异，乞为诊之。脉沉而弦紧，舌白润无苔，按其腹有微痛，痛时牵及腰胁，大便间日1次，少而不畅，小便如常。证属寒实内结，腑气不通证，治宜温阳通便止痛。

方用大黄附子汤：大黄 12g，附子 9g，细辛 4.5g。水煎服，2 剂。方中附子大辛大热，温里祛寒，大黄苦寒走泄，攻下积滞，共为君药；细辛辛温宣通，助附子散寒止痛，为臣佐药。后半年相晤，据云："果两剂而瘥"（赵守真医案）。

四、寒疝

1. 阴寒痼结证

"寒疝绕脐痛，若发则白汗出，手足厥冷，其脉沉紧者，大乌头煎主之。"主症有绕脐剧痛、冷汗自出、手足厥冷、口唇青紫、面色苍白、舌淡苔白、脉沉紧；治法当破积散寒，温阳止痛，方用大乌头煎。

大乌头煎大辛大热，药性峻猛，非属寒性剧痛之证勿用。以原方或加味方用于治疗寒疝、疝瘕、阵发性腹痛、胃肠神经官能症、消化道肿瘤等病症而具有本方证病机者。关于乌头之剂量。大乌头煎中乌头用量为五枚，约合今用中大者 35g（张家礼. 新世纪全国高等中医药院校七年制规划教材 · 金匮要略. 北京：中国中医药出版社，2004）。

2. 血虚内寒证

"寒疝腹中痛，及胁痛里急者，当归生姜羊肉汤主之。"主症有腹痛、胁痛里急（胁肋及腹部牵引疼痛），其痛势轻缓，得按或得温熨则减，面色苍白，气短乏力，舌淡苔白，脉弦细涩或沉弦无力；治法当养血散寒，温里止痛，方用当归生姜羊肉汤。

仲景还用本方治疗妇人产后腹痛。本方广泛用于妇科、内科、男科等诸多病证而符合本方证病机者，如慢性胃炎、胃与十二指肠球部溃疡、功能性消化不良、慢性结肠炎、寒疝腹痛、产后腹痛。

3. 里寒兼表寒的寒疝证

"寒疝腹中痛，逆冷，手足不仁，若身疼痛，灸刺诸药不能治，抵当乌头桂枝汤主之。"主症有腹中痛、四肢逆冷、手足不仁、身体疼痛、头痛鼻塞、舌淡苔薄白、脉浮弦或浮紧。治法为表里双解，即温阳散寒止痛，解肌调和营卫，方用乌头桂枝汤。徐彬谓"以乌头攻寒为主，而合桂枝全汤以和营卫，所谓七分治里，三分治表也。"

本方用于寒疝兼表证外，还用于胃肠神经官能症等病症具有内外皆寒病机者。

五、宿 食

1. 宿食在上

"宿食在上脘，当吐之，宜瓜蒂散。"主症当见嗳腐吞酸、泛恶欲吐、胸脘痞闷或兼疼痛、厌食、脉紧；治法应因势利导，涌吐食邪；方用瓜蒂散。

本方还用于黄疸病和食物中毒。瓜蒂有毒，要严格掌握其剂量及用法，谨防中毒。宿食停滞胃脘，若未化燥成实，且病者无泛泛欲吐之势，亦可用消导法，方如保和丸等。宿食病用消导法，是后世医家在治疗上的发展。

治郁火夹痰食阻膈上脘案：

李某，女，50 岁。平素体丰多痰，某日进食时偶与媳妇口角动怒，食后即觉食停上脘，胸膈满闷，闷甚则厥，昏不知事，四肢冰冷，三五日一发，数医无效，绵延 20 余日。诊时述心中欲吐而不得，烦躁，坐卧不安，饮食少进。舌红苔厚垢如积粉，脉两寸滑数，证属气郁化火夹痰食，阻膈上脘。法当涌吐以去实邪。处方：瓜蒂、赤小豆、白矾、郁金各 10g，共研细末，分 4 包，每服 1 包，以栀子 10 枚煎汤送服。服 2 包，吐出宿食、痰涎两碗余，秽酸难闻，胸脘顿觉开朗，糜粥调养数日而安［查正春．吐法治验急证二则．江西中医药，1983，（2）：6］。分析：患者平素体丰多痰，又因食时动怒，而见胸膈满闷，闷甚则厥，欲吐不得，食少，舌红苔厚垢如积粉，脉两寸滑数。此乃一派气郁化火夹痰食而阻膈上脘之象，故用瓜蒂散加白矾、郁金、栀子涌吐痰食、清火开郁而愈。

2. 宿食在肠（下）

"寸口脉浮而大，按之反涩，尺中亦微而涩，故知有宿食，大承气汤主之。""脉数而滑者，实也，此有宿食，下之愈，宜大承气汤。""下利不欲食者，有宿食也，当下之，宜大承气汤。"其主症有腹满胀痛拒按、嗳腐吞酸、口气热臭、不思饮食、大便燥结或下利色黄秽臭、肛门灼热，舌红苔黄燥，脉数而滑或浮大按之涩而有力。治法"当下之"，即荡涤胃肠、泻下宿食，方用大承气汤。

六、黄 疸 病

黄疸兼少阳证证治

"诸黄，腹痛而呕者，宜柴胡汤。""诸黄"者，有言系指谷疸、酒疸、女劳疸。从分类说，亦有言系指湿热黄疸。小柴胡汤具有和解少阳之功，方中柴胡、黄芩清解少阳；半夏、生姜降逆止呕；人参、甘草、大枣补虚和中。大柴胡汤由小柴胡汤去参、草，增生姜之量，加芍药、大黄、枳实而成，方中柴胡、黄芩和解少阳之邪；大黄、枳实泻阳明之结实；芍药破结止痛；生姜、半夏止呕，配大枣调和营卫，诸药相伍可以和解少阳，通泄阳明之腑。

小柴胡汤合茵陈蒿汤治疗黄疸案：

陈某，男，54 岁。2005 年 8 月 3 日就诊。因全身发黄，尿黄，腹痛到广州某医院住院，诊为急性胆囊炎，治疗 10 天效不显。刻诊：全身发黄，尿黄、目黄赤如红茶，腹痛，恶心，大便结，舌质红苔黄厚，脉弦滑。血胆红素 38μmol/L，肝功能正常。证属肝胆湿热，用小柴胡汤合茵陈蒿汤加鸡骨草、田基黄。每天 1 剂，治疗 2 周，黄退、腹痛消失、胆红素正常。（笔者验案）

七、肠痈

1. 肠痈成脓证治

"肠痈之为病，其身甲错，腹皮急，按之濡，如肿状。腹无积聚，身无热，脉数，此为肠内有痈脓，薏苡附子败酱散主之。"治当消痈排脓，清热散结。方用薏苡附子败酱散。方中薏苡仁消痈排脓利湿；败酱草清热解毒排脓；轻用附子振奋阳气，辛热散结。治当消痈排脓，清热散结。方用薏苡附子败酱散。方中薏苡仁消痈排脓利湿；败酱草清热解毒排脓；轻用附子振奋阳气，辛热散结。治当消痈排脓，清热散结。

薏苡附子败酱散常用于治疗慢性肠痈，多是未化脓者。腹痛明显者加芍药、元胡、川楝子等；发热者，加银花、地丁、蒲公英等；瘀血明显者，加桃仁、红花、当归等；大便干者加大黄、芒硝等；腹胀明显者加枳实、厚朴、炒莱菔子等；受凉则加重，寒象明显者可加肉桂。服用本方以药末煎煮，每服方寸匕（约 6g），1 次顿服，旨在集中药力，尽快而高效地发挥治疗作用。薏苡附子败酱散常用以治疗慢性阑尾炎、阑尾脓肿，也用于治疗腹腔、盆腔内多种慢性化脓性炎症，如慢性肠炎、克罗恩病、慢性盆腔炎、慢性附件炎、卵巢囊肿、精囊炎、前列腺炎等有本条证机者。

2. 肠痈未成脓证治

"肠痈者，少腹肿痞，按之即痛如淋，小便自调，时时发热，自汗出，复恶寒。其脉迟紧者，脓未成，可下之，当有血。脉洪数者，脓已成，不可下也。大黄牡丹汤主之。"治疗可用清热泻下，活血祛瘀法。方用大黄牡丹汤。方中大黄、芒硝泻热攻下，开泻肠中之郁滞；桃仁、丹皮凉血活血，祛瘀散结。从后世临床实践来看，大黄牡丹汤对脓已成或未成者皆可使用。

大黄牡丹汤临床常用治急性阑尾炎，包括急性单纯性阑尾炎、早期化脓性阑尾炎、急性阑尾炎合并局限性腹膜炎以及阑尾周围脓肿等。还可用以治疗急性肝脓疡、盆腔炎、胆囊炎、血栓性外痔等有本条证机者。

治肠痈案：

娄某，男性，20 岁。转移性右下腹痛 2 天。有压痛和反跳痛，恶心、口干、便秘，舌苔薄黄，脉弦数。腰大肌试验阳性。右下肢阑尾穴压痛。体温 38.3℃。白细胞 12000/mm³，中性 79%。诊断：肠痈（急性阑尾炎）。服大黄牡丹皮汤加味：生大黄 12g，粉丹皮、桃仁、冬瓜仁、木香、枳壳各 9g，金银花、红藤、蒲公英各 30 克，芒硝（后下）、生甘草各 9g。当日取药 2 剂，煎后分 4 次服，药后腹泻 3 次，腹痛减轻。原方去芒硝，改每日 1 剂，连服 6 剂，症状消失〔姜兆俊．对消、托、补治法的认识．山东中医药学报．1980，(3)：14〕。

分析：右下腹痛、压痛和反跳痛，恶心、口干、便秘，舌苔薄黄，脉弦数。证属热毒与营卫雍结，故用大黄牡丹皮汤加味解毒泻下，活血祛瘀。

八、蛔虫病

1. 蛔虫病的证治

"蚘虫之为病，令人吐涎，心痛发作有时，毒药不止，甘草粉蜜汤主之。"甘草粉蜜汤诱杀蛔虫，缓和痛势。方中铅粉甘辛，寒，有毒，能杀虫，治虫积腹痛。甘草缓解铅粉毒性。白蜜和胃。尤怡认为："甘草粉蜜汤者，诱之以其所喜也。白粉即铅白粉，能杀三虫，而杂于甘草白蜜之中，诱使虫食，甘味既尽，毒性旋发，而虫患乃除，此医药之变诈也。"故服本方后可以安蛔缓痛。因本方为毒药，中病即止，故方后说："差即止。"

甘草粉蜜汤方中的"粉"后世有两种解释：一说是铅粉。铅粉是毒药，中病即止，其用量成人宜在 1.5g 以下，酌情而定，以安全为本。二说是米粉。本方也有报道可用于治不寐、胃脘痛、铅汞中毒等。

治蛔厥案：

某女，3岁。因腹痛，其父给服"一粒丹"若干，腹痛转剧，呈阵发性，痛时呼号滚打，甚则气绝肢冷，并吐出蛔虫10余条。处方：山药30g，甘草60g，共研为极细末，放入白蜜60g中，加水适量稀释之，令频频喂服。初起随服随吐，吐出蛔虫40余条，此后呕吐渐止，并排便数次，所排之物，粪便无几，悉为虫团。前后经吐泻排出虫达300余条，病好告愈［郭霭春，等.急重病治验四则.广西中医药，1983，（4）：6］。

分析：患儿患蛔虫腹痛、蛔厥，甘草粉蜜汤甘平安胃，安蛔缓痛而取效。

2. 蛔厥的证治

"蛔厥者，当吐蛔，令病者静而复时烦，此为脏寒，蛔上入膈，故烦，须臾复止，得食而呕，又烦者，蛔闻食臭出，其人当自吐蛔。""蛔厥者，乌梅丸主之。"蛔厥是因蛔病腹痛剧烈而致手足厥冷故名。蛔厥的主要症状是吐蛔、心腹痛剧、吐涎沫、得食则吐、烦躁不安、手足厥冷，呈发作性。方中乌梅为主药，安胃止呕，前人认为蛔得酸则静，故用乌梅、苦酒的酸味以制服蛔虫。蜀椒温中杀虫。桂枝、附子、细辛、干姜辛温散寒。因蛔得辛则伏，因寒而动，故用辛温药使脏温蛔安，则蛔厥自止。黄连、黄柏苦寒清热，蛔得苦则安、则下，故用苦寒的连、柏安蛔除烦。人参、当归补气益血，诸药合为辛温驱寒、苦寒清热、杀虫安胃的复方。

乌梅丸用于寒热错杂之蛔厥证。还用于慢性胃肠炎、慢性菌痢、过敏性结肠炎、顽固性呃逆、肝硬化腹水等属于寒热错杂，正气虚弱者。

治疗孕妇胆道蛔虫证案：

李某，女，25岁。患者有吃生黄瓜史，孕20周时，突然右上腹部剧痛，痛不可忍，时作呕吐，经检查确诊为："胆道蛔虫症"，面部有分散之虫斑，面色苍白，身弯曲不能伸直，舌质暗红，苔薄白，脉弦滑数。证属上热下寒，蛔虫内扰，气机逆乱。治宜清上温下，安蛔止痛。药用乌梅丸原方改汤2剂，水煎服。药后痛止，大便排出蛔虫3条。足月顺产1男婴，产后2个月又腹痛，大便检查发现蛔虫卵，予乌梅汤加使君子15g，排出蛔虫36条，腹痛止（笔者验案）。

分析：胆道蛔虫症是一种常见、多发病。中医认为其病机是上热下寒，本虚标实，寒热错杂，蛔虫窜扰。治当清上温下，安蛔止痛，针对蛔虫"闻甘即起，闻酸即止，闻苦即运，见辛则伏头而下"的特性，辨证选药。以乌梅、花椒、细辛、干姜辛热伏蛔祛寒，黄连、黄柏、大黄苦寒清热安蛔，取其酸苦辛辣之味，使蛔虫静伏而下；全方清上温下，安蛔杀虫止痛。

仲景治肝特色与临床发微

广州中医药大学　李赛美

中医药防治肝病具有悠久历史，积累了丰富的经验，尤其在护肝、改善肝功能、调节免疫、抗病毒、抗肝纤维化、防癌变及改善症状、整体调节、多靶效应等方面显示出独到的优势。肝病防治是仲景学说一大内容，本文拟寻根溯源，探讨仲景治肝特色及临床指导作用。

一、仲景治肝特色

（一）外邪致病，首重湿热

《伤寒》治黄七法（湿热4，寒湿1，蓄血1，火劫1），《金匮要略》提出四疸（湿热2，杂病2），主要与外邪相关，尤其重湿热致病。治黄不治湿热，非其治也！如临床上茵陈蒿汤、栀子柏皮汤、麻黄连轺赤小豆汤、小柴胡汤得到广泛应用即是明证。同时重视外邪致黄，强调祛邪是第一要务，也是仲景学说一大特色

（二）枢机为本，重畅气机

从《伤寒》六经辨证分析，少阳病位在胆与三焦，厥阴病位在肝，包含了现代医学的各种肝胆病变相关内容。"往来寒热，胸胁苦满，默默不欲饮食，心烦喜呕"，"消渴，气上撞心，心中疼热"，非常细致观察与描述了肝胆病变时消化道症状，肝区局部表现，并对相关并发症作了深入的探讨，如柴胡系列方证，厥阴病寒热错杂证、厥阴寒证、厥阴热证、厥阴四逆证、厥阴呕利证等。少阳为表里之枢，厥阴为阴阳之枢（阴尽阳生之脏）。肝主疏泄，胆主升发，均以气机调达为贵。故治肝胆之病，首重调畅气机。少阳病有柴胡系列方剂，厥阴病有"阴阳气不相顺接便为厥"至理名言，便是佐证。

（三）瘀血阻络，活血退黄

《伤寒》中蓄血可以发黄，治用抵当汤，活血化瘀以退黄。"黄为土色"，"黄为胆溢"，黄久必有瘀。肝主藏血，肝主疏泄，胆汁不畅，肝络不和必致肝血瘀阻。仲景首创活血退黄法，受到后世推崇。如名老中医关

幼波提出"治黄必治血，血活黄自退"；治慢性重症肝炎重用活血化瘀法显著提高了生存率；活血化瘀法备受重视，已贯穿于病毒性肝炎治疗全程。

（四）杂病杂治，治肝实脾

《金匮要略》"见肝之病，知肝传脾，当先实脾"成为肝病治疗的至理名言。除外邪肝病，外邪致黄外，也不乏内伤肝病，内伤致黄，如女劳疸、黑疸，还有虚劳萎黄。脾主土，位居中，浇灌四旁，主四季，"四季脾旺不受邪"。补土法已发展成为独立学派。由于肝脾部位相近，生理相关，病理相呈，治肝先实脾，或肝脾同治，成为肝病一大特色治法，在临床获得广泛应用。实践证明，该法能明显改善临床症状和肝功能，提高机体免疫力。

二、临床发微

以伤寒论方证为主，兼及《金匮要略》要略病证。尤其是病毒性肝炎，强调外邪致病。

（一）病毒性肝炎治疗

1.急性肝炎祛邪务尽，重用清热利湿解毒，佐用活血

肝炎病毒属湿热毒邪，疾病初起，邪实而正不衰，此阶段表现为高黄疸、高转氨酶，且球蛋白显著升高。患者虽疲倦，但舌红苔黄腻，湿热困阻，脾气不醒，非气虚！故祛邪为首务，邪去则正安。且邪在气分为主，尚未潜伏，疗效佳，疗程短。故常重用清热利湿解毒之品，由于肝为血脏，体阴而用阳，气郁必有血瘀，佐用活血常能提高疗效，缩短疗程。急性乙型病毒性肝炎多数能彻底治愈，HBsAg95％转阴。

2.慢性肝炎疏肝健脾

木旺乘土，土壅侮木，是慢性肝炎常见病机。病至慢性阶段，正始衰，邪不退，多呈虚实夹杂之证。脾为后天之本，气血生化之源。临床所见，常转氨酶轻度升高，或伴有轻度黄疸，患者多疲倦乏力，湿热之象不显，此阶段疏肝健脾，扶正祛邪常可收到良好效果。

3.瘀胆型肝炎重用活血

此型为湿热蕴久，致气郁络瘀。常表现为肝大，高黄疸，伴皮肤瘙痒，但全身症状不显。舌暗苔薄，舌下络脉怒张，目睛红丝赤缕。

治疗除清热利湿解毒外，活血化瘀当重用，如赤芍 30～50g，丹参20～30g 等。为防寒凉冰伏，在一派清热解毒之中，稍佐温通之品，如附片 3g，或干姜 3g，常能提高疗效。

127

4. 重症肝炎早用凉肝化瘀

此型来势急，如急性、亚急性重症肝炎；也有在慢性肝炎基础上突然的病情恶化，如慢性重症肝炎多由慢性肝炎、肝硬化基础上发展而来。由于湿热化火，深入营血，发黄动血动风，走窜脑络。故早用安宫牛黄丸，或静滴清开灵以醒脑开窍，清热凉血解毒以截断病势。

5. 抗肝纤维化活血不忘扶正

肝硬化患者常表现为脾大，腹壁静脉怒张，肝掌、痴蛛痣，舌下络脉粗紫，目睛红丝赤缕，舌暗有瘀斑，脉或弦细涩，瘀血之征明显，活血化瘀为其常法。患者常将中药制成丸剂或散剂，便于长期服用。

但宜注意，活血之品不宜单用，因活血耗血耗气，久服损正。临床常伍用益气或养阴之品，且量不宜太大。如西洋参、田七、炒鳖甲、鸡内金各等分研末分装，每日服各1～3g。

6. 降酶佐用祛风

急性期转氨酶升高，运用清热利湿解毒之法，常能获效；慢性期转氨酶虽轻度升高，但迁延难降，成为临床棘手问题。肝阴不足，风邪内动是其病机之一，常佐用五味子、防风、茯苓、或蝉衣，常能收到疗效。所谓"怪病多痰""怪病多瘀""怪病多风"。现代药理研究表明，祛风药具有一定抗过敏、调节免疫作用。

7. 抗病毒注意扶正（温肾解毒/和解枢机）

乙肝病毒携带者由于常无证可辨，而成为当今肝病治疗的难点。

但根据病症的迁延性、隐蔽性，及长期不愈易致硬变、癌变的特点，多与正气不足，正虚邪恋，邪伏肝络有关。现代医学认为细胞免疫低下，免疫耐受是其重要环节。采用温肾解毒法，或和解枢机法，能激活机体的免疫反应，使转氨酶中度升高，有利于病毒抑制。如二至丸、二仙丹加味，或小柴胡汤加味。

（二）复合性病症处理

1. 合并脂肪肝，化痰调脂，改善代谢综合征

脂肪肝性肝炎，是脂肪肝病情发展的一个阶段，也是临床常见病症。一般转氨酶轻度升高，或伴轻度黄疸，血脂异常，或伴高血糖、高血压，形体肥胖，疲倦懒动，胃胀便溏，身重头晕，舌淡体胖大边有齿痕，舌苔厚腻，脉沉细滑。脾虚湿盛，或夹郁热。常用柴芍六君汤，或温胆汤合四逆散。疏肝健脾化痰，佐用降脂之首乌、草决明、泽泻、山楂等。适度运动，控制饮食，减轻体重，改善胰岛素抵抗也至关重要。

2.合并糖尿病，降糖为基础，注意疏肝护肝

临床发现具有较高的癌变率，故在降糖（用胰岛素）基础上，须密切观察病情变化。临床以辨证为主，或益气养阴，或活血化痰，但疏肝当贯穿治疗全程；同时注意护肝，减少口服降糖药对肝肾损害，适时更用胰岛素降糖。

3.合并甲亢，停用损肝之品，重在调肝养阴清热

此型临床不少见，多由药物损害所致，但部分为合并病毒性肝炎。由于甲亢表现为胃热肝旺，气阴耗伤，临床常用白虎加人参汤合柴芍，或酸枣仁汤之类，养阴清热佐调肝。药物引起者即停用损肝之品，病毒所致者，合用清热解毒之品。

（三）其他

1.寒湿发黄注意温通

临床湿热发黄者95％，寒湿发黄较少见。除体质因素外，也与过用寒凉之品有关。临床关键在辨证。不能因为毒邪概念，不顾中医辨证而滥用清热解毒之品，致病深不解。

2.虚黄重在建中补脾

结合《金匮要略》理论，黄疸病除与外邪尤其是湿热相关的谷疸、酒疸外，还有女劳疸、黑疸等杂病概念。临床见一些严重贫血患者也表现为皮肤萎黄黧黑，所谓"脾虚土色外现"。运用健脾补土法，如小建中汤，或归芪建中汤，不仅可提升血色素，面色萎黄也能得到明显改观。

三、注意事项

1.治黄不忘利胆

发黄由湿热或寒湿之邪困阻中焦，瘀阻肝胆，胆汁不循常道，外溢肌肤所致。由于肝胆互为表里，肝病常移于胆，或胆病移于肝，胆藏精汁，肝主疏泄。故临床常兼顾运用。如疏肝用四逆散，利胆用金钱草、鸡内金、郁金、海金砂等。

2.慎长期使用苦寒之品

受病毒湿热之邪概念的影响，清热解毒作为常用治法，但必须用于湿热盛，体质强，病初起，或病急者。若不辨证而长期服用苦寒，损伤中焦致阳证转阴，病邪迁延难已。

3.注意定期检查，动态观察

肝病易反复发作，迁延难愈，非一朝一夕而收功，尤其易演变为肝硬

化或肝癌变。同时肝病的特殊性，宜少用药，以防加重肝损害，故定期检查，早期诊断与治疗十分重要。

4. 加强心理疏导，忌滥用药物

由于肝病病程长，具有一定的传染性，且与肝硬化、肝癌密切相关，目前尚无特效药物。同时发病呈年轻化趋势，患者多面临就业、升学、婚育的压力，常情绪低落，进一步干扰体内环境，降低免疫力，同时心急乱投医，也加重了治疗的难度。给予心理疏导，解除压力十分必要。

5. 高转氨酶忌用滋补

高转氨酶常见于湿热内蕴者。若早用滋补，势必助邪恋湿，致病情迁延。故记叶氏"恐炉烟虽熄，灰中有火"之训，祛邪务尽。

6. 慎外感，防复发

湿热之邪缠绵、重浊、黏滞难解，日久邪伏肝络，迁延难解，且具有一定隐蔽性。由于风为百病之长，肝为风脏，一遇外邪侵袭，内外相引，常致病情波动。慎防外感，也是减少复发的关键之一。

四、临证体会

1. 病因多源性

病毒、药物、酒精、寄生虫；湿热瘀毒郁风痰。

2. 病机复杂性

病在肝而旁及他脏，以肝、脾、肾、胃、胆为主，常见肝郁脾虚，肝肾阴虚，多虚实夹杂。

3. 治法复合性

汗清下和补温消，尤以清消补多用。疏肝是本，行气不忘补（脾）气，祛湿不忘护（肝）阴。

4. 常用方药

茵陈蒿汤、栀子柏皮汤治湿热发黄；

茵陈五苓散、茵陈术附汤治寒湿发黄；

小柴胡汤治病毒性肝炎合并外感，乙肝病毒携带者，急性胆囊炎引起肝损害；

大柴胡汤治急性胆囊炎伴大便不通者；

四逆散为调肝主方，加减辨治各型肝病；

小建中汤治虚黄；

柴胡桂枝干姜汤治慢性肝炎胆热脾寒者；

猪苓汤治阴虚水热互结之肝硬化腹水；

六味地黄汤、一贯煎治慢性肝病肝肾阴虚者；

柴芍六君汤治慢性肝炎肝郁脾虚者；

复方鳖甲煎治慢性肝炎肝纤维化瘀血阻络者。

五、案例举隅

1. 湿热发黄——茵陈蒿汤证案

余某某，男，45岁，广东深圳人，职员。2005年9月28日就诊。身目尿黄1周，伴疲倦，腹胀，纳呆，恶心欲吐，口苦口干，心烦，失眠，胁痛。皮肤巩膜黄染，面色黧黑，可见肝掌蜘蛛痣，肝脏肋下一指，肝区叩痛（＋），舌暗红，苔黄厚腻，脉细滑数。实验室检查：ALT996U/L，AST540U/L，直接胆红素78μmol/L，球蛋白39g，AFP1000μg/L，HBV（PCR）1×10^9。既往有慢性肝炎病史10余年，糖尿病史1年余。并伴有高脂血症、高血压病。

中医辨证：湿热瘀阻。予茵陈蒿汤合栀子柏皮汤加味：茵陈30g，栀子10g，生大黄6g，黄柏10g，生甘草6g，夏枯草15g，白花蛇舌草15g，田基黄10g，泽兰10g，赤芍30g，柴胡10g，枳壳10g，10剂，日1剂。清开灵20ml，香丹针20ml分别于0.9％NS250ml静滴，qd×10d。

10天后复查肝功能：ALT216U/L，AST80U/L，直接胆红素32μmol/，球蛋白37g。返深圳守原方继续治疗。

1月后复查：肝功能全部正常，AFP降至50μg/L，HBV（PCR）1×10^3。

继续予疏肝理脾兼活血化瘀法调治，血糖、血压、肝功能均持续正常，工作精力充沛。

2. 寒湿发黄——茵陈五苓散证案

欧某某，女，51岁，广州石井人，家庭主妇。2004年9月21日初诊。患者于1月因患甲亢，服甲巯咪唑1周后出现皮肤巩膜黄染。往西医院查肝功能，直接胆红素200μmol/L，收入传染科，后辗转内科、外科、传染科，病情继续恶化，直接胆红素升至360μmol/L，西医建议转中医治疗。

刻诊：面色发黑，两眼圈似熊猫。皮肤瘙痒，尿如浓茶，恶寒，口淡，喜热饮，大便烂，疲倦。舌淡苔白厚腻，脉沉细滑。病毒性标志物（-）。以"黄疸查因"收入院治疗。

中医诊断：阴黄。辨证：寒湿发黄。治以茵陈五苓散、茵陈术附汤加味：茵陈 30g，猪苓 20g，茯苓 20g，泽泻 10g，白术 15g，桂枝 10g，丹参 20g，赤芍 30g，附片 6g，泽兰 10g，半枝莲 30g，白花蛇舌草 15g。静滴参附针 20ml、香丹针 20ml，日 1 次。

住院一周后胆红素下降近 100 μmol/L。守方治疗一月，胆红素降至 50 μmol/L，ALT、AST 接近正常出院，继续门诊调治。出院 2 月后复查肝功能恢复正常，再予中药辨治甲亢，除温化寒湿外，佐以疏肝健脾，化痰散结。经 3 个月治疗，甲状腺功能复常，目前仍在调治之中。在治疗中，患者曾 B 超发现右肾结石，半年后复查也无痕。

3. 阴证转阳——小柴胡汤证案

黄某某，男，67 岁，广州番禺人。1999 年 12 月 2 日入院。

患者高黄疸 2 月余未退，曾在西医院诊断为淤胆型肝炎，予护肝治疗无效，转我院。刻诊：身目尿黄，恶寒，疲倦，口不渴，大便稀，纳食一般。查 HBsAg（＋），胆红素 200μmol/L，B 超肝大。中医辨证：阴黄，寒湿瘀阻。予茵陈五苓散加味。治疗 1 月余，精神纳食转佳，但肝功能改善不明显。春节期间，患者请假回家，冲凉时不慎受寒，继之出现恶寒加重，伴高热，（T39℃）侧头痛，咽痛口苦。急返医院治疗。

辨证为少阳证，本着有表当先治表的原则，予小柴胡汤和解少阳，佐青蒿透表达邪。1 周后患者寒热除，少阳证减，随之胆红素下降至正常。患者自述长到 60 多岁，从未发过高热。此为厥阴转出少阳，如厥阴病篇（379 条）"呕而发热者，小柴胡汤主之"，病由阴转阳，其病向愈。

经典方剂加味治疗慢性萎缩性胃炎

山西中医学院　乔 模

慢性萎缩性胃炎（CAG）是一种常见的难治性消化道疾病，1978 年世界卫生组织将本病列为癌前病变，故而胃病患者对慢性萎缩性胃炎常怀有恐惧心理，往往谈"萎"色变。因此慢性萎缩性胃炎往往被作为重点研究疾病，并被列入"八五"攻关课题。

一、慢性萎缩性胃炎的认识

1. 概念

慢性萎缩性胃炎（CAG）是以胃黏膜萎缩变薄、固有腺体成分减少或消失为突出病变的慢性疾病。CAG 常伴有肠上皮化生或不典型增生者，故被称为癌前状态。

2. 主要临床表现

CAG 的主要临床症状表现为胃脘疼痛、痞满饱胀、嗳气、嘈杂、食欲不振、消瘦等，但该病的确诊应主要依据胃镜及活组织检查。

二、经典著作中的有关论述

由于 CAG 的主要临床表现为胃脘疼痛、痞满饱胀、嗳气、嘈杂、食欲不振、消瘦等症状，故祖国医学多将其归于"胃痞"、"痞满"、"胃脘痛"、"嘈杂"等病范畴，现将《金匮要略》《伤寒论》《温病学》中有关论治上述病证的方证作一粗略统计，以便为运用经典方剂论治本病提供基础。

（一）《金匮要略》有关论述

1. 涉及疾病

《金匮要略》中涉及上述有关病证及主症者计有 21 种疾病，主要为百合、狐惑、虚劳、肺痿、奔豚气、胸痹、心痛、腹满、寒疝、宿食、痰饮、消渴、水气、黄疸、呕吐、下利、蛔厥、妊娠恶阻、郁冒、产后腹痛、妇人杂病等。

2. 有关方证

《金匮要略》中涉及上述病证及主症者计有 56 首方证，即百合地黄汤证、甘草泻心汤证、小建中汤证、黄芪建中汤证、大黄䗪虫丸证、甘草干姜汤证、麦门冬汤证、奔豚汤证、橘枳汤证、人参汤证、桂枝生姜汤证、乌头赤石脂丸证、厚朴七物汤证、厚朴三物汤证、大承气汤证、大柴胡汤证、附子粳米汤证、大建中汤证、大黄附子汤证、赤丸汤证、乌头煎证、当归生姜羊肉汤证、乌头桂枝汤证、瓜蒂散证、苓桂术甘汤证、甘遂半夏汤证、泽泻汤证、小半夏汤证、小半夏加茯苓汤证、己椒苈黄丸证、五苓散证、苓甘五味姜辛半夏汤证、枳术汤证、桂枝去芍药加麻黄细辛附子汤证、茵陈蒿汤证、栀子大黄汤证、大黄硝石汤证、小柴胡汤证、吴茱萸汤证、半夏泻心汤证、黄芩加半夏汤证、四逆汤证、大半夏汤证、大黄甘草汤证、茯苓泽泻汤证、半夏干姜汤证、生姜半夏汤证、橘皮汤证、橘皮竹茹汤证、小承气汤证、乌梅丸证、桂枝汤证、干姜半夏丸证、当归芍药汤证、橘皮大丸证等。

3. 有关病因

(1) 实邪：致病实邪根据致病多寡，由多向少排列，依次为水饮痰湿、热邪、食积、气郁、寒邪、瘀血，其致病频次分别为 24：20：7：5：3：1。

(2) 虚邪：依次为：阳虚（脾阳虚为主）、气虚（脾胃气虚为主）、阴虚、血虚。其致病频次分别为 28：15：6：3。

（二）《伤寒论》有关论述

1. 涉及疾病

《伤寒论》中涉及上述病证及主症者，涵盖了太阳病、阳明病、少阳病、太阴病、少阴病、厥阴病、霍乱、差后劳复等病。

2. 有关方证

《伤寒论》中有关论治"胃痞"、"痞满"、"胃脘痛"、"嘈杂"等病证，主症表现为胃脘疼痛、痞满饱胀、嗳气、嘈杂、食欲不振者，计有 34 首方证，其中涉及太阳病 15 首方证（厚朴生姜半夏甘草人参汤证、苓桂术甘汤证、甘草干姜汤证、桂枝人参汤证、小陷胸汤证、大陷胸汤证、三物白散证、大黄黄连泻心汤证、附子泻心汤证、半夏泻心汤证、甘草泻心汤证、生姜泻心汤证、旋覆代赭石汤证、五苓散证、黄连汤证、十枣汤证、瓜蒂散证）；涉及阳明病 5 首方证（调胃承气汤证、大承气汤证、栀子豉汤证、小承气汤证、茵陈蒿汤证）；涉及少阳病 4 首方证（小柴胡汤证、大柴胡汤证、柴胡桂枝汤证、柴胡桂姜汤证）；涉及太阴病 3 首方证（四逆汤证、桂枝加芍药汤证、桂枝加大黄汤证）；涉及少阴病 3 首方证（通脉四逆汤证、真武汤证、吴茱萸汤证）；涉及厥阴病 2 首方证（乌梅丸证、干姜黄芩黄连人参汤证）；霍乱病 1 首方证（理中丸证）；差后劳复 1 首方证（竹叶石膏汤证）。

3. 有关病因

(1) 实邪：详析以上方证病因，根据致病多寡，由多向少排列，依次为热邪、水饮痰湿、寒邪，其致病频次分别为 20：13：4。

(2) 虚邪：依次为：脾气虚、脾阳虚、肾阳虚、血虚、阴虚。其致病频次分别为 10：8：3：1：1。

（三）《温病学》有关论述

1. 涉及疾病

笔者以五版《温病学》教材为蓝本，对书中涉及上述疾病及主症者进行了统计，计有风温、春温、暑温、湿温、伏暑等病。

2. 有关方证

《温病学》中涉及上述病证及主症者计有 23 首方证，其中风温 4 首方证（即沙参麦冬汤证、小陷胸汤证、调胃承气汤证、牛黄承气汤证）；春温病 3 首方证（即增液承气汤证、新加黄龙汤证、桃核承气汤证）；暑温病 2 首方证（白虎加苍术汤证、三石汤证）；湿温病 11 首方证（藿朴夏苓汤证、三仁汤证、雷氏宣透膜原法、雷氏芳香化湿法、甘露消毒丹、王氏连朴饮、一至五加减正气散）；伏暑病 3 首方证（黄连香薷饮证、蒿芩清胆汤证、枳实导滞汤证）。

3. 有关病因

（1）实邪：根据致病多寡，由多向少排列，依次为热（暑）邪、湿邪、痰饮、食滞、瘀血，其致病频次分别为 15：12：3：2：1。

（2）虚邪：依上法排列，依次为：阴虚和气虚，其致病频次分别为 3：1。

从上述对《金匮要略》、《伤寒论》、《温病学》等经典著作中所载有关方证的统计及归纳中可以看出，在经典著作中对有关疾病或主症的论述颇多，不仅涉及疾病甚广，而且提供了大量有效治疗方剂，特别是在致病原因方面揭示了寒邪、热邪、痰湿、气滞、血瘀、食积等主要致病实邪，以及气虚、阳虚、阴虚、血虚等致病虚邪均可导致有关疾病和相关症状，从而为运用经典方剂治疗慢性萎缩性胃炎奠定了基础。

三、中医对 CAG 的认识

前文已述及，由于 CAG 属于中医"胃痞"、"痞满"、"胃脘痛"、"嘈杂"等病范畴，根据其临床表现，诸多专家学者对 CAG 的病因病机、辨证分型展开了深入的研究。

1. 病因病机

1978 年世界卫生组织将本病列为癌前病变，引起了世界医学界广泛的关注，从 1979 年开始我国中医界逐渐有了治疗本病的研究报道。概括起来，中医对 CAG 病机的认识大致经历了三个阶段：

（1）胃阴亏虚：80 年代初，多数中医专家认为本病属于胃阴亏虚。北京中医药大学田德录教授认为本病病初在胃，以阴津损伤为先，并在胃阴亏虚的基础上渐至虚火内生，表现为虚火灼胃。张林等人亦认为该病系胃阴不足，津液匮乏，胃失濡养，并且进一步将该病的发病原因概括为：①外邪化燥，耗伤胃阴；②吐泻日久，胃阴干涸；③肝火犯胃，阴津受损；④脾虚不化，胃阴乏源。

（2）脾胃虚弱：随着对本病认识的发展，诸多学者提出，CAG 的病因病机除胃阴不足外，尚有脾胃气虚、脾胃阳虚等证。董建华教授即将本病分为两个阶段三种证型：即脾胃气虚证、虚火灼胃证、气阴两虚证，分别运用甘温健脾方（党参、黄芪、茯苓、白术、木香、当归、三七粉）、酸甘益胃方（沙参、麦冬、丹参、石斛、乌梅、佛手）及甘平养胃方（太子参、炙百合、乌药、鸡内金、香橼皮）进行治疗。而戴建良则提出 CAG 是由于肾虚引起，病因病机可分为阳虚、阴虚、阴阳两虚三种类型，且结合胃镜观察认为阴虚者大多以胃窦部病变为主，阴阳两虚者常见胃窦及胃体病变，并易合并胃下垂。

（3）虚实错杂：迨至 80 年代末、90 年代初，对 CAG 病因病机的认识又有了进一步发展。许多中医中医专家进一步指出 CAG 的病机多系虚实夹杂。周学文教授撰文提出：近年来多数专家认为本病病机是本虚标实，本虚以脾胃气阴两虚为主，标实则有气滞、血瘀、湿阻、湿毒蕴胃等型，且多呈兼夹之势，虚实夹杂。

总之，中医学对 CAG 的认识大体上经历了三个认识阶段，即初期为胃阴亏虚，中期为脾胃虚弱（即除胃阴亏虚外，尚有脾胃气虚、脾胃阳虚等证），迨至 90 年代后期，多数脾胃病专家形成了本病病因病机属于虚实相兼，本虚标实的共识。至此对该病的认识渐臻全面。

2. 辨证分型

临证诊疾，首分虚实，人生百病，概莫能外。自 90 年代伊始，笔者查阅了有关文献资料对其病机进行详细探究，在有关文献中，资料最为详尽、最具代表性者应首推李富生的分型，其对近年来有关本病辨证分型的 20 多篇资料约 2184 例病例进行分析，归纳出常见证型 36 种，即脾虚气滞型、肝胃阴虚型、脾胃湿热型、肝胃不和型、脾胃虚寒型、胃阴不足型、脾胃虚弱型、肝胃不调型、肝郁化热型、胃气虚弱型、中气不足型、胃阳虚型、胃阴阳两虚型、中虚气滞型、脾虚胃热型、脾胃郁热型、脾肾阳虚型、血瘀阻络型、阴虚热郁型、虚寒兼气滞型、痰浊中阻型、气阴两虚型、湿热内蕴型、气虚湿热型、阴虚燥热型、肝胃气滞型、气滞血瘀型、阴虚血瘀型、虚寒血瘀型、气虚血瘀型、湿热血瘀型、气虚湿滞夹热型、气阴虚滞热夹湿型、气虚瘀湿夹热型、气阴虚瘀热夹湿型等三十六个证型。总之对本病的认识，仁者见仁，智者见智，但详则详矣，但其证型纷繁杂乱，颇有无所适从、难以执简驭繁之感。

四、辨证体会

1. 辨证分型

有鉴于此，笔者借鉴诸贤经验，结合个人临床体会，认为诊治本病当首辨病情虚实，乃为第一要务。其属虚者，病位当以脾胃为主，又可进一步分为脾胃气虚、脾胃阳虚、胃阴不足三种主要类型；其属实者，又以寒凝、热郁、气滞、血瘀、湿阻、食积最为多见。并据此将其 CAG 的病因病机概括为"脾弱有三虚之分，邪实有六郁之辨"，并由此总结出"三虚六实辨治法"。

笔者近年来诊治慢性萎缩性胃炎患者 120 例，结合上述认识，采用"三虚六实辨治法"，主要将其分为脾胃气虚、阳虚寒盛、胃阴不足、肝胃不和、脾胃湿热、脾胃寒湿、瘀阻胃络、食积脾胃等证型进行辨治。其辨证分型结果统计表明，在上述证型中，以脾胃虚弱（含脾胃气虚、脾胃阳虚、胃阴不足）者最为多见，约占病例总数的 70.74%，而在脾胃虚弱各类型患者中，又以脾胃气虚型患者居多，阳虚寒凝型次之，胃阴不足者最为少见。在实证证型中，则以肝胃不和型居多，约占病例总数的 21.5%，而其他证型（脾胃湿热、脾胃寒湿、瘀血阻滞、食积脾胃等）仅占 7.76%。统计结果与近年来国内学者对慢性萎缩性胃炎的辨证分型认识基本一致。如李乾构、李富生等对近年来全国中医内科学会脾胃学组慢性萎缩性胃炎专题学术交流会大会发言交流论文及有关刊物公开发表的慢性萎缩性胃炎论文中所涉及的 8800 余例患者证型进行统计，亦表明在各型患者中以脾胃虚弱型最为多见，其他证型出现的比率依次为肝胃不和、脾胃湿热及瘀血阻滞等证型。

2. 病机认识

（1）因邪致虚脾虚胃弱

脾胃虚弱之所以成为慢性萎缩性胃炎发生的主要病机，是因为脾胃为后天之本，气血生化之源。若脾胃健运，则气血充盛，运化不息，俾脏腑得养，抗邪有力，百疾不生。反之，若因外感风、寒、湿、热诸邪，失治误治，乃至邪气内陷，搏结中焦；或因禀赋不足，脾胃不健，加之久病迁延，累及脾胃；或用药不当，中气受损；或恣食暴饮、五味偏嗜、饥饱失常、寒温失常，均可损伤脾胃。其中中气耗伤者，正气亏虚，形成脾胃气虚之候；损伤中阳者，致阳气虚馁，寒自内生，产生脾胃阳虚之证；耗损阴津者，则有胃阴不足之变。故脾胃虚弱者，多见脾胃气虚、脾胃阳虚、胃阴不足三种证型。

（2）虚怯之地易为邪侵

脾胃气怯，百病由生，因此脾胃虚弱乃是本病发生的关键。慢性萎缩性胃炎虽以脾胃虚弱致病者最多见，但因虚怯之地，易为邪侵，故在临床实践中发现，CAG 患者每多表现为虚实错杂之证，其中尤易兼夹气滞、血瘀、食积、湿阻、热壅、寒凝等实邪。其中：①若缘脾胃虚弱，土虚木横，则易形成脾虚肝郁之候，临床表现除见脾虚症状外，又见胸胁胀痛、嗳气频繁、太息连声、口苦脉弦等症。②若因脾胃虚弱，运化失司，宿食停滞，则会形成脾虚食滞之候，又添脘腹饱闷胀痛，嗳腐吞酸，泻利不爽，舌苔厚腻等症。③因"气为血帅"，若脾胃气虚，鼓动无力，气不行血，瘀血停滞，乃见脾虚血瘀之证，复见胃脘刺痛、痛处不移、舌有瘀斑等症。④如若脾胃虚弱，运化不及，或水湿停留，或湿郁化热，则形成脾虚湿阻或脾虚湿热之候，又增胃脘满闷，呕恶少食，身重倦怠，舌苔厚腻，或脘痞呕恶，口干尿赤，舌质红，苔黄腻等症。⑤如脾阳久虚，又感寒邪，则致寒客胃腑，每有胃脘冷痛，腹疼剧烈，寒气攻冲难耐等症。⑥又若脾阳本虚，加之恣食美味，脾胃运化不及，乃成寒实积滞之证，除见脾胃阳虚症状之外，每见腹痛拒按，恶心干呕，泻利不爽，舌苔白厚等症。

由此可见，脾胃虚弱型慢性萎缩性胃炎患者每易兼夹气滞、血瘀、食积、湿阻、郁热、寒凝等实邪，形成本虚标实、虚实互见证候，然其病机，总属"三虚六郁"之候。

五、经典方剂运用

对于慢性萎缩性胃炎的治疗，笔者习以《金匮要略》《伤寒论》《温病条辨》等经典著作中的方剂为主化裁进行治疗，取得了显著疗效。

对于脾胃气虚患者，治宜补脾行气，笔者常选用《伤寒论》厚朴生姜半夏甘草人参汤、《金匮要略》枳术汤加减治疗。《伤寒论》云："汗后，腹胀满者，厚朴生姜半夏甘草人参汤主之。"厚朴生姜半夏人参汤本为治疗脾虚气滞所致腹满而设，方中厚朴宽中除满，半夏、生姜降逆和胃，人参、甘草补脾益气。诸药相伍，补气而不壅滞，行气而不伤正，为行补兼施之剂。枳术汤方由枳实、白术二药组成，主治脾虚气滞，失于转输，水气痞结胃脘所致心下痞坚，身倦乏力等症，具有行气散结，补脾益气之效。故二方合用，用治脾胃气虚，失于运化，气机壅滞所致胃脘痞满胀痛，食少纳呆，身疲乏力等症频宜。唯厚朴、枳实药力峻猛，故厚朴用量不宜过大，且以枳壳易枳实、酌加砂仁、陈皮则更恰病情。

证属脾胃虚寒者，宜选《金匮要略》人参汤（即理中汤）、附子粳米汤化裁。前者由干姜、人参、白术、甘草四药合方，后者由附子、半夏、甘草、大枣、粳米组成，二方均具温中益气、散寒止痛之效，故可用治脾胃虚寒而致胃脘冷痛、喜温喜按、四肢不温、气短乏力等症。笔者临证习用理中丸加元胡索治疗，疗效颇佳。若见厥冷过于肘膝，腰腿痠冷，形寒倦卧者则加炮附子，其效益彰。

其属胃阴不足者，治宜选用《温病条辨》沙参麦冬汤或益胃汤化裁。沙参麦冬汤由沙参、玉竹、生甘草、麦冬、冬桑叶、生扁豆、花粉组成，方中沙参、麦冬、玉竹、花粉相伍，甘寒生津、滋养肺胃；生扁豆、甘草扶养胃气。诸药合方，具有甘寒生津，养阴益气之功。俾中气恢复，运化复常，则津液自生。吴鞠通创制是方，本为治疗"燥伤肺胃阴分，或热或咳者"而设，因CAG本系杂病，而无身热、咳嗽症状，故减去桑叶不用；若舌绛干红，中有裂纹者，此系阴亏火旺，方中可加地骨皮，或生石膏少许以清退虚热，则疗效更佳。若兼神疲乏力，四肢倦怠者，又属气阴两虚，宜加太子参补气生津，于证更为合宜。唯大队滋阴生津之品，最易壅滞气机，加重"食欲不振"症状，故临证勿犯"补虚致壅"之戒，一般养阴之品总量以30～40g为宜，或加焦三仙以活泼气机。

若纯属阴虚被灼者，可用益胃汤治疗。益胃汤由沙参、麦冬、冰糖、生地、玉竹组成，系吴氏治疗"阳明温病，下后汗出"而致胃阴不足诸证之专方。方中沙参、麦冬、玉竹、生地甘寒生津、滋养胃阴，冰糖养阴生津，清热甘缓。众药合方，具有益胃生津，甘寒养阴之效，故可用治胃阴不足、虚火内生所致之胃脘灼热、隐隐作痛、饥嘈不适、口干舌红等症。

至于慢性萎缩性胃炎兼夹实邪者，当根据"急则治其标，缓则治其本"的原则，先祛其实邪，再缓图其本。其证属脾胃湿热，症见胃脘痞闷、胀满疼痛、渴不欲饮、口臭纳呆、舌苔黄腻者，方用王氏连朴饮加减，温病中常以本方治疗湿温"湿热中阻"之证，方中黄连、山栀清泄里热，厚朴、半夏、石菖蒲燥化脾湿，共奏辛开苦降，清热化湿之效。临证之际，因湿邪黏腻，不易骤除，故笔者更喜以王氏连朴饮与藿朴夏苓汤合用以增强化湿之效，藿朴夏苓汤本为湿温"邪遏卫气"而设，方中以杏仁、豆豉宣畅肺气，则气行而湿化；藿香、厚朴、半夏、白蔻芳香化浊，燥湿理气，猪苓、赤苓、泽泻淡渗利湿。本方贵在集芳香化湿、苦温燥湿、淡渗利湿于一方，融宣上、畅中、渗下三法于一炉，诚可谓祛湿化浊之良方。又因湿热胶合，宜于缓消渐化，不宜过用苦寒，以免伤阳败胃，延长病程。

其证属肝胃不和者，症见胃脘胀痛，牵及两胁，嗳气吞酸，口苦咽干，急躁易怒，脉弦者，宜以《伤寒论》四逆散合《金匮要略》当归芍药散加减治疗。四逆散用柴胡疏肝解郁，升阳理脾；枳实行气散结，宣通胃络；芍药、甘草相伍，柔肝调脾，缓急止痛，具有疏肝和脾之效。当归芍药散由当归、芍药、川芎、白术、茯苓、泽泻组成，方中当归、芍药、川芎养血疏肝，白术、茯苓、泽泻补脾渗湿，六药合方，则可调肝和脾，实为治疗肝胃（脾）不和之祖方。故以四逆散合当归芍药散治疗肝胃失和型CAG药证颇为合拍。临证之际，唯嫌疏肝理气之力稍逊，酌加青皮、陈皮、醋香附则取效更捷。

CAG若兼食滞湿热者，常见脘腹胀痛，嗳腐吞酸，泻利不爽，舌黄腻，治宜枳实导滞汤。方中大黄、厚朴、枳实、槟榔荡涤积滞，泻热除胀，山楂、神曲消食祛积，黄连、连翘、紫草、木通清热除湿，甘草和药缓痛。其属脾胃阳虚，寒自内生，积滞内停者，临床每见脘腹胀满拒按，胃脘喜热畏寒，大便秘结，形体消瘦乏力，舌淡苔白厚者，治遵尤在泾"非温不能已其寒，非下不能去其结"之旨，宜以大黄附子汤治之，方中大黄通腑泻积，附子、细辛温阳散寒，故用治寒实内结之CAG颇为合宜。

至于证属瘀血阻滞患者，多见于久病不愈，主要表现为胃痛日久难愈，或刺痛不移，常伴面色晦暗，大便色黑，舌有瘀斑，治宜行气活血，方选《温病条辨》桃仁承气汤（大黄、芒硝、桃仁、芍药、丹皮、当归）去芒硝，酌加元胡、九香虫、香附，合收活血祛瘀、行气止痛之功，临证亦获良效。

六、讨 论 与 体 会

1. 笔者多年来使用"三虚六实辨治法"，以经典方剂为主治疗120余例CAG疗效满意，所概括的病机——"三虚六实辨治法"涵盖了20余年来有关学术期刊所报道的病机类型，因此能够将CAG的辨证化冗繁为简约，极具推广使用价值。

2. 关于经典方药抑杀幽门螺杆菌（HP）问题：笔者曾对现已发表的有关报道进行搜集整理，发现在上述经典方剂中已报道对幽门螺杆菌具有明显著抑杀作用的单味中药甚少，仅有大黄、黄连、连翘、山楂、枳实、厚朴、白芍、麦冬、甘草、柴胡等数味，然上述经典方剂的临床总有效率可达 90%以上。这一结果表明复方抑杀幽门螺杆菌的作用远胜于单味药物，其作用机理值得进一步研讨。

3. 经典方剂治疗慢性萎缩性胃炎的优点与不足：笔者在医疗实践中深切体会到，在辨证准确的前提下，运用经典理论及方剂治疗慢性萎缩性胃炎的疗效十分显著，但也存在一些缺憾，如笔者感到上述经典著作中理气解郁、消食导滞方剂较少，难符实用，故临证宜酌情化裁，或加用柴胡疏肝散、保和丸等进行治疗，切不可墨守成规，刻舟求剑，舍本逐末，贻误病机。

以上所述，囿于个人一得之见，不妥之处，尚祈赐正。

从"热入血室案"看李可老中医经方应用经验

广西中医学院 刘力红

昔余读宋·张锐治临产妇喉痹危证用附子理中丸外裹紫雪丹案，及近人吴棹仙治时疫高热投附子泻心汤案，未尝不慨然叹其才秀也。今岁 7 月余有幸得拜山西灵石李可老中医为师，更于 9 月间随李老诊治一"热入血室"证，李老用方或寒或热，或进或退，或寒热同施一方，或进退共处一炉，时余如坠雾中，然病患日渐好转。今细细回味，方晓何为法度，尤庆古风再现也！是以不敢独享，特借此机会，将诊治过程大致例录如下，以期与学人共同参酌六经辨证之脉络也。成都空军医院医师于某，女，33岁，13 岁时适值经期，突患外感，寒热如疟，耳后淋巴结红肿。经治，寒热虽退，而尿频、尿急、尿痛，血尿诸症蜂起，20 年不愈。经膀胱镜检，诊为"间质性膀胱炎"。行电切除术治疗 10 次，病势日重。于 2004 年 9 月13 日来门求诊治。刻诊，面色灰滞，苍黄，整日小腹痛如锥刺，常需吗啡方止。近来外感风寒半月，缠绵不愈。气温 30℃左右仍觉畏寒，手脚如冰，口苦而干，小便艰涩，灼热，时常尿血，大便难不能自排，依赖开塞露。小腹痛作欲饮冰水，饮冷后痛更剧。上症 20 年来每逢经期尤重。舌淡舌胖齿痕，苔薄白，脉沉细两尺虚。四诊合参，符合《金匮》"热入血室"证。证候的演变，脉络清楚。由于正虚，恰值经期，经水适来适断，外邪乘虚而入，由浅入深，由表及里，步步深陷，伏匿三阴，累及奇经八脉。故呈现定期加重之特点。乃因正邪交战，正虚无力鼓邪外透，外邪欲出无路，乃成痼疾。刻下，太阳表邪由经入腑，深陷少阴之里，少阳经邪深陷厥阴血分。所幸饮食如常，胃气尚强，乃有邪正交战 20 年相持不下之局面。当知邪之来路即邪之去路，太阳经主营卫，外合皮毛，内连脏腑，为人身抵御外邪的第一道防线。《内经》明示："善治者治皮毛"，前贤亦主张"诸症当先解表"，开门逐盗。喻昌创"逆流挽舟法"，更谓"……邪陷入里，虽百日之久，仍当引邪由里出表。若但从里去，不死不休"。所论虽为痢疾兼表湿者立法，而万病一理，凡沉寒痼冷诸症，外邪深陷入里，冰伏难出者，非汗法不能解。患者半月来感冒发热无汗，脉反沉细，正是太、少两感之象。是宜因势利导，扶正托透，使深陷在阴之邪，渐渐由表而出，由阴转阳为幸。

麻黄 30g（先煎），附子 30g，细辛 30g，红参 15g（另炖兑汁），吴茱萸 30g，炙甘草 30g，黑芥穗 10g，柴胡 125g，生姜 45g，大枣 25 枚。加水 1600ml，文火煮取 600ml，日分 3 次服，消息进退，得汗则止。首方以人参、炙甘草扶助中气，麻附细温里解表，吴茱萸、黑芥穗温厥阴之里，入血透邪，重用柴胡一味，拨动从厥阴枢转少阳之机括。

9 月 15 日二诊，上药服尽 1 剂，得汗，畏寒已罢，口干反重，余症如前，舌脉未变。虽 20 年痼疾，而病机明朗。既见口干、饮冷、溲灼痛之热象，又见畏寒、肢厥、夜重诸寒象，寒热错杂为厥阴的据，厥阴又为三阴之里，拟乌梅丸增损，力求从厥阴之里透达少阳。处方：乌梅 30g，川椒 10g，黄连 10g，干姜 10g，黄柏 45g，细辛 45g，炙甘草 45g，红参 10g（另炖兑汁），柴胡 125g，生姜 10 片，大枣 12 枚。

9 月 17 日三诊，得畅汗，口苦、口干，渴欲饮冷，十减七八，脚冷渐温，今晨未用开塞露大便自通。乃正气渐复，表气通，里气和，津液敷布之象。惟小腹、阴道疼痛不见缓解，小便滴沥不畅。久病耗伤，阴阳俱损。师芍药甘草意，拟重加白芍，酸甘、苦甘化阴，以助肝体，止痉缓痛而利小便。复加吴茱萸辛热雄厚破冰解冻之力，以助肝用。更加虫类药入络搜剔、穿透攻破，直达病巢，期能克荡厥阴沉痼之寒：守方加白芍 90g、吴茱萸 30g、红枣 25 枚、全虫 3g、蜈蚣 4 条、炮甲珠 6g（三药研末分冲)。

9月19日四诊:药后痛势反剧,头面肿胀,周身困乏,食纳不佳,腰困如折。病情突变,乃因辨证不的,用药有误。其一,厥阴证虽是寒热错杂之邪,然其病机微妙,寒热之轻重多寡,阴阳之消长进退,不易辨识入微,恰到好处。此证本属沉寒痼冷,两阴交尽,观其剧痛发作之时,多在午后、夜半,可证寒重热轻,一点真阳难以突破重重阴霾。温阳、养阳、助阳、救阳,犹恐不及,而前方重用白芍酸寒收敛纯阴之品,反助阴凝,是为一错;其二,虫类药穿透攻破,损伤中气,中气者脾胃之气,乃人生后天之本,五脏之根。有胃气则生,无胃气则死。故医者治病,不可见病治病,当以顾护中气为第一要义。为图速效,妄用攻伐,是为二错。病机既明,救误之法,当重用附子破阴救阳,侧重温化,以待正气来复。守方去虫类药,加附子100g、当归30g。不去白芍者,患者汗多,阴分亦损,师芍药甘草附子汤义,扶阳济阴兼调营卫。

9月20日五诊:六脉略起,痛大减,上午8个小时痛未发。神色灰暗略退,食纳渐佳,今日整日阴雨,亦未见畏寒。效不更方,守方再服3剂。

9月23日六诊:药进3剂,全天痛止2日,多年之耳鸣渐轻,足跟及耳后反应点之疼痛亦少。唯昨日酉亥痛又作,少腹胀大如孕,气短不足以息,乃久病耗伤,正气下陷所致。又见耳后及大椎穴上方发出密集红疹。脉象中取有力,舌色红润。阳气渐旺,但还不足以破除阴凝,伏邪虽有从太少外透之机,但力犹未逮。当守原方,附子加至200g,加生芪30g、升麻6g、红参10g,研末吞服,以升下陷之大气,力促由阴化阳。

9月25日七诊:药进2剂,面色灰暗尽退,渐显红润,精神食纳均佳,脉有数意,舌尖赤。耳后灼热胀痛,溲亦灼痛短涩,心烦不寐,口苦,正气复则邪从热化,阴证转阳,大是佳兆。少阴热化已著,当因势利导,予黄连阿胶汤。处方:黄连60g,黄芩30g,白芍45g,柴胡45g,川牛膝30g,乳香3g,阿胶30g,化入鸡子黄2枚。加水1200ml,先煮六味取400ml,内胶烊尽,少冷入鸡子黄2枚搅匀,3次温服。

9月27日八诊:诸症十退七八,惟少腹少有鼓凸,中气仍虚。原方芩连减半,柴胡改6g,加生芪30g、升麻6g、红参10g(另炖)、油桂10g。

9月30日九诊:诸症退,拟返成都,嘱慎寒温,戒房室,愉悦情怀。长服固本散以复脾肾元气。

按:学习以六经辨证框架识百病、治百病,见病知源。

1. 伤寒六经辨证之理法方药可囊括百病,实是治疗外感内伤百病宝典，攻克世界性医学难题的一把金钥匙。

2.《内经》"善治者治皮毛……"阐明邪之来路即邪之出路，扶正托透法之妙用。（参阅《李可老中医急危重症疑难病经验专辑》11页、21页、151页）

3.治阴证，促阴证化阳之临证意义—学伤寒用伤寒。

葛根芩连汤临床应用体会

江西中医学院　伍炳彩

葛根芩连汤为常用经方，本方由葛根、黄芩、黄连、炙甘草四味药组成，见于《伤寒论》34条，原文为"太阳病，桂枝证，医反下之，利遂不止，脉促者，表未解也；喘而汗出者，葛根黄芩黄连汤主之。"本方在《方剂学》中列入解表清里之剂。一般认为本方有解表清里之功，主治身热下利，胸脘烦热，口中作渴，喘而汗出的病证；并认为本方为太阳阳明经药。如《医方集解》："此足太阳阳明药也，表证尚在，医反误下，邪入阳明之腑，其汗外越，气上奔则喘，下陷则利，故舍桂枝而用葛根，专治阳明之表（葛根能升阳明清气，又为治泻圣药），加芩连以清里热，甘草以调胃气，不治利而利自止，不治喘而喘自止矣。又太阳表里两解之变法也。"

喻昌曰："太阳病，原无下法，当用桂枝解外，医反下之，则邪热之在太阳者，未传阳明之里，所以其脉促急，其汗外越，其热上奔则喘，下奔则泄，故舍桂枝而用葛根，以专主阳明之表，加芩、连以清里热，则不治喘而喘自止，不治利而利自止。此又太阳阳明两解表里之变法也。"

以上引证说明，不少医家认为葛根芩连汤为太阳阳明之方。根据姚荷生老师的经验，本方应为阳明经脉方，依据有二：

一为葛根为阳明经主药，如《中药学讲义》认为性味甘辛平，归经入脾胃经，功效升阳发表，解肌透疹，生津止泻。《本草纲目》引王好古曰："气平味甘，升也，阳也，阳明经引经的药也。"张元素曰："升阳生津，脾虚作渴者，非此不除，勿多用，恐伤胃气。张仲景治太阳阳明合病，桂枝汤内加麻黄、葛根；又有葛根黄芩黄连解肌汤，是用此以断太阳入阳明之路，非即太阳药也。头颅痛如破，乃阳明中风，可用葛根葱白汤，为阳明仙药。若太阳初病，未入阳明而头痛者，不可便服升麻、葛根发之，是反引邪气入阳明，为引贼破家也。"时珍曰："本草十剂云轻可去实，麻黄、葛根之属。盖麻黄乃太阳经药，兼入肺经，肺主皮毛；葛根乃阳明经药，兼入脾经，脾主肌肉。所以二味药轻扬发散，而所入迥然不同也。"

再者《医学入门》认为："浮而微降，阳中阴也，足阳明经药。盖解肌发汗，目痛鼻干，身前大热，烦闷欲狂，头额痛者阳明症也，可及时用之。"并有歌诀云："葛根甘平善解肌，阳明头额痛乃宜，呕渴泻痢酒毒解，痹风胁痛亦能医。"

由上可看出，葛根是阳明经药，其方当是阳明经脉方，这是它的病变部位；因为阳明之上燥气主之，故其病因为风燥；其主症是前额痛连后项，目痛鼻干，苔白或薄黄，舌正常或偏红，脉浮。只要具备以上症状，就可选用葛根黄芩黄连汤。何以其能治颈项不舒，原因是葛根能滋养津液柔筋脉。而足阳明胃经，起于鼻旁（迎香），挟鼻上行，相交于鼻根部，旁行入目内眦，与足太阳经脉相会，下行沿鼻外上齿中，还出，环口绕唇，下交承浆，分别沿下颌的后下方，经大迎，过耳前，沿发际至于前额。

临床应用举例：

1. 额窦炎：王某，男，34 岁，西医师，1970 年 9 月 4 日初诊。自诉患鼻炎多年，每因受寒发作加剧，现症前额痛以胀痛为主，后项不适，流鼻涕，鼻干燥，口或渴，饮食二便如常，苔微黄，舌正，脉弦，两寸浮，用葛根芩连汤合四逆散加牡蛎、吴茱萸，初服 3 剂，额痛明显减轻，连服 15 剂，前额痛消失，鼻涕大减。以后也屡有发作，即自服上方，疗效均好。该患者以后用上方治疗其他类似病人，也取得了明显的疗效。

2. 鼻衄：胡某，女，30 岁，农民。自诉经常鼻出血，尤以晚上睡着后为多，屡服药疗效不佳，遂于 1988 年 5 月 24 日初诊，除鼻衄外，常鼻干鼻燥，前额痛，后项不适，寸脉浮，余无明显异常，遂葛根芩连汤加白茅根、焦栀仁，服 5 剂鼻血停止，再服 14 剂，前额痛也除，至今未再复发。

3. 肺心病心衰：朱某之母，80 岁，患肺心病多年，近来感冒之后又发热，口渴欲冷饮，咳嗽痰黄，气喘，动则加剧，心慌胸闷，面红，前额不适，纳减，大便黄，小便黄，苔薄黄，舌红，脉弦数有间歇，两寸脉浮，投以葛根芩连汤合宣痹汤，3 剂热退，胸闷心慌气逼减轻，再服 5 剂，

病近期控制。(《温病条辨》上焦篇宣痹汤:射干、郁金、枇杷叶、通草)

4. 痿证:舒某,女,67岁,1986年7月24日初诊。前日外出,归途中逢下大雨,躲避不及,在大雨中走了几分钟,久未下雨,一下雨地面热气很重,回家后即感两脚无力,第二天,竟不能起床,不能走路,二便均需人接,脚不痛,但觉无力,口渴,有汗,全身无力,脉濡寸旺,初用李氏清暑益气汤加味3剂,症不见减,后思治痿独取阳明,加之患者前额痛,后项不适,于是用葛根芩连汤加白鲜皮、地肤子,服5剂,能起床走路,但不稳,连续服50余剂,康复如初。

5. 神经官能症:熊某,女,40岁,1989年5月27日初诊。经常头昏头痛,前额不适,后项不舒,喉常痛,心烦脾气急,睡眠不好,口或渴,纳可,多食则胀,口苦,大便如常,小便黄,月经稍提前,量偏多,色红,经期上症加重。曾在市某医院住院治疗,无效,乃来诊。切其脉,两寸浮,苔白,舌红,望其喉,充血有滤泡,遂用葛根芩连汤合银翘马勃散,连续服用,病逐渐减轻,服至春节前病愈,上班恢复工作。

6. 口疮:何某,男,57岁,洪都机械厂干部,1988年5月27日初诊。经常口舌生疮,伴口渴、口臭,询其症,尚有前额及后项不适,易出汗,大便或结,小便黄,眠差,苔黄,舌稍红,寸脉浮,遂用葛根芩连汤加蒲公英、焦栀仁、厚朴、枳实,5剂症大减,再服5剂,痊愈。以后曾复发几次,均用上法治愈。

7. 盗汗:同事李某之外甥,7岁,1989年12月7日初诊。素每晚睡后即出汗,全身均有汗,醒后汗止,平时喜喝水,纳可,大便偏干,小便如常,苔白,舌红,脉濡。初用当归六黄汤连服14剂,无效,后询知其有鼻炎,前额不适,仔细切脉,脉濡两寸微浮,遂用葛根芩连汤加牡蛎,初服7剂,症大减,再用7剂,盗汗停止。

8. 牙龈肿痛:赵某,1996年春节前,右侧下牙龈肿痛,纳差,不欲食,想呕,注射青霉素3天无效,改用中药,询其症尚有口苦口黏,前额痛,口臭,小便深黄灼热,寸脉浮,用葛根芩连汤合温胆汤加茵陈、焦栀仁、蒲公英,5剂而愈。

9. 呕吐、小儿泄泻:林某,男,4岁,8月间突然发热,呕吐泄泻,日夜数十次,口渴欲饮,饮即吐,泻下初似木樨花状,后为清水,体温39℃,苔白,与葛根芩连汤加陈皮、竹茹、益元散、法半夏、生姜,1剂热减,吐泻较瘥,3剂痊愈。

10. 痢疾:伍某,男,30岁。痢下里急后重,肛门灼热,有脓血,伴发热、口渴、纳差，苔薄黄，舌红，脉浮数。用葛根芩连汤加薄荷、槟榔、山楂、枳壳，3剂症大减，继服病愈。

11.肠伤寒：以本方为主，随证加减，治疗肠伤寒12例均获痊愈。适应证：用于肠伤寒初期、增进期和极期。症见发热，恶寒，头痛，肌肤壮热（38℃～40℃以上），身重，肢疼，项强，腹痛，泄泻，小便黄赤，脉濡数或浮数，方用葛根30g，黄芩15g，黄连末9g（冲服），甘草9g，水煎，头煎和二煎混合，分3次服，每次冲黄连末3g。

12.颈椎病：程某，女，50岁，1995年6月12日初诊。因颈项不适医院诊断为颈椎病，先用牵引，后用中药治疗不效而来就诊。询知除颈项不适外，还有前额不舒，脉浮，苔白，舌偏红，用葛根芩根汤加花粉，先服5剂，症状大减，再服10余剂，颈痛消失。

13.重症肌无力（眼肌型）：吴某，女，18岁，因双侧眼睑下垂，影响视力，先求诊于西医，诊断为重症肌无力（眼肌型），服用新斯的明无效，服中药亦无效，而从弋阳来南昌求诊。除上症外，还伴有前额、后项不适，苔白，舌红，脉浮，用葛根芩连汤加刺蒺藜、钩藤，连服50余剂，病愈。

临床运用应抓住葛根芩连汤的病因、病位、主症，不管西医诊断为什么病，均可用本方取得疗效，这就是异病同治。

《伤寒论》柴胡剂的临床应用

北京中医药大学　郝万山

一、少阳病的若干问题

（一）少阳病的病位
足少阳经、足少阳胆腑、手少阳三焦。

（二）少阳的生理
胆经循行头身两侧，经脉和其分支循行部位涉及目、耳、胸胁，络肝属胆。经别入季胁，布胸腔，过心脏。

胆腑藏精汁，主疏泄，主决断，寄相火。少阳相火，也就是少阳的阳气，为一阳，后世称小阳、稚阳、嫩阳、幼阳。如日初出，不亢不烈，温煦长养，其作用部位在全身。少阳的四大生理功能，对脾胃的升降、对五脏六腑的新陈代谢和精神情志活动有重要的调节，促进和控制作用。故《素问》云："凡十一脏取决于胆也。"

手少阳三焦是水火气机的通道，气化的场所，元气之别使，内寄相火。《六书》曰："焦，燔之近炭也。"三焦，是人体多处具有能量代谢，能量转换的场所，人身处处是三焦。《内经》云："三焦膀胱者，腠理毫毛其应。"三焦气机调畅，则表气调和。

可见少阳经脉、少阳胆腑，虽然在人体的一侧，但其阳气影响所及，却是表里内外无处不及的，所以《内经》言少阳为枢。

（三）少阳病的特点

①易经、腑同病；②易化火、易气郁；③易生痰、生水、生饮；④易伴发太阳、阳明、太阴不和以及心胆不宁。

（四）少阳病的治法和治疗禁忌

太阳主表，其气畏闭，治疗用发汗之法以启闭；阳明主里，其气畏亢，治疗用清下之法以平亢；少阳主枢，其气畏郁，治疗用和解之法以畅达枢机，所谓和解，就是和枢机、解郁结。

二、小柴胡汤的应用

（一）小柴胡汤的组成和方义

柴胡：解经邪，舒气郁。

黄芩：清胆热，清郁火。

半夏、生姜：辛散助柴胡以解郁；化痰消饮去水；和胃降逆止呕。

人参、甘草、大枣：助少阳正气以祛邪；补太阴正气，防止邪传太阴。

原服法：以水一斗二升，煮取六升去滓，再煎取三升，温服一升，日三服。

（二）《伤寒论》用小柴胡汤

1. 少阳受邪，经腑不和

（详见 96、97、263、264、265、266、379 条）

经证：目赤，耳聋（两耳无所闻），偏头痛，胸中满而烦，胁下硬满，往来寒热。

腑证：口苦、咽干、目眩、嘿嘿不欲饮食、心烦喜呕、呕而发热。舌脉象：苔白或淡黄、薄黄；脉弦细、沉紧。

或见症：或渴，或腹中痛，或心下悸，或小便不利，或咳，或身微热

2. 三阳同病

伤寒四五日，身热恶风，颈项强，胁下满，手足温而渴者，小柴胡汤主之。(99)

3. 少阳不和兼太阳表邪

伤寒中风，有柴胡证，但见一证便是，不必悉俱。(101)

4. 少阳不和兼太阴脾虚

伤寒，阳脉涩，阴脉弦，法当腹中急痛，先与小建中汤，不差者，小柴胡汤主之。(100)

5. 少阳不和，兼阳明胃热

阳明病，发潮热，大便溏，小便自可，胸胁满不去者，小柴胡汤主之。(229)

阳明病，胁下硬满，不大便而呕，舌上白胎者，可与小柴胡汤，上焦得通，津液得下，胃气因和，身濈然汗出而解。(230)

6. 伤寒差后复发热

伤寒差以后更发热，小柴胡汤主之。脉浮者，以汗解之，脉沉实者，以下解之。(394)

7. 热入血室（胞宫）见寒热交作者

妇人中风，七八日续得寒热，发作有时，经水适断者，此为热入血室。其血必结，故使如疟状，发作有时，小柴胡汤主之。(144)

临床用之，常加茜草、丹皮、赤芍等凉血活血药。

(三) 后世和现代用小柴胡汤

1. 解热

治疗往来寒热，头痛发热，呕而发热，发潮热，差后复发热，热入血室寒热交作。

2. 用于肝胆胃胰肠等消化系统疾患

例如刘渡舟教授治疗肝病4方：

(1) 柴胡解毒汤：柴胡、黄芩、茵陈、土茯苓、凤尾草、草河车、茜草、土鳖虫、海螵蛸、叶下珠、苍术。

疏肝清热、解毒利湿，治乙肝，见口苦，心烦，胸胁满闷，饮食不馨，恶闻荤腥，体疲懒惰，小便黄赤、味秽，脉弦，苔白腻，辨证属病在气分者。甲肝、丙肝，转氨酶居高不下，黄疸指数升高，也有显效。

（2）柴胡活络汤：柴胡、黄芩、土元、茜草、红花、泽兰、当归、白芍、草河车、茵陈、凤尾草、白术、海螵蛸。

治疗乙肝病已经入血分者，见肝脾肿大，胁中刺痛，昼轻夜重，腹胀、体疲，睡眠不佳，齿龈流血，小便黄赤，大便不爽，脉弦而沉，舌有瘀斑，或边尖绀紫，面目黧黑。蛋白倒置，TTT 上升等。

（3）柴胡鳖甲汤：柴胡、黄芩、党参、炙甘草、半夏、生姜、红花、茜草、鳖甲、牡蛎、干姜、土元。

具有疏通气血，软坚消瘀功效。治疗乙肝，肝、脾肿大，早期肝硬化，舌有瘀斑，颜色紫暗，脉弦而沉涩。10 剂为 1 疗程。轻者 2 个疗程，重者 4 个疗程，可收到一定效果

（4）宣络化瘀汤：藏红花、茜草、桃仁泥、郁金、苏子霜、旋覆花、当归须、降香、公丁香、佛手。

本方与柴胡鳖甲汤交替服用，屡见奇功。

3．用于精神情志疾病

如柴胡桂枝汤加减用于治疗精神抑郁症；柴胡加龙骨牡蛎汤治疗精神躁狂症、精神分裂症。

4．用于妇科疾病

小柴胡汤合桃红四物、逍遥散用于治疗闭经。

三、柴胡桂枝汤的应用

（一）组成和方义

小柴胡汤和桂枝汤用量的 1/2 相合。和解少阳，畅达气机，解肌祛风，调和营卫。

表2　　　　　　　　小柴胡汤和桂枝汤用量的 1/2 相合表

	桂枝	芍药	生姜	大枣	甘草	柴胡	黄芩	半夏	人参
原量	两半	两半	两半	六枚	一两	四两	两半	2.5	两半
换算量	22.5	22.5	22.5	6枚	15	60	22.5	22.5	22.5
1次量	7g	7g	7g	2枚	5g	20g	7g	7g	7g

（二）仲景用柴胡桂枝汤

伤寒六七日，发热微恶寒，支节烦疼，微呕，心下支结，外证未去

者，柴胡桂枝汤主之。(146)

(三) 现代用柴胡桂枝汤

(1) 外感病；

(2) 肝胆病伴见四肢关节烦疼；

(3) 痹证伴肝气郁结；

(4) 神经官能证，见周身串疼，疼无定处；

(5) 精神抑郁症；郁证；

(6) 脂膜炎；

(7) 不安腿综合征。

四、大柴胡汤的应用

(一) 组成和方义

小柴胡汤去人参、甘草，加芍药、枳实、大黄。有和解少阳，清泻里实的功效。

(二) 仲景用大柴胡汤

1. 少阳不和兼阳明里实

伤寒十三日不解，胸胁满而呕，日晡所发潮热……此本柴胡证，下之以不得利……(104)

伤寒十余日，热结在里，复往来寒热者，与大柴胡汤。(136)

2. 少阳胆腑热实证

胆热伤津，津伤化燥，因燥成实，邪热与胆腑精汁相结，而成少阳胆腑热实之证。

呕不止，心下急，郁郁微烦，为未解也，与大柴胡汤下之则愈。(103)

伤寒发热，心中痞硬，呕吐而下利者，大柴胡汤主之。(165)

3. 代大承气汤用于阳明腑实和杂病腹满属实证者

《伤寒论·可下病》篇：阳明病，发热，汗多者，急下之，宜大柴胡汤。

腹满不减，减不足言，当下之，宜大柴胡、大承气汤。病腹中满痛者，当下之，宜大柴胡汤。

4. 代调胃承气汤用

《伤寒论·可下病》篇……宜大柴胡、调胃承气汤。

5. 治病后余邪未尽，脉沉者

伤寒差以后，更发热，小柴胡汤主之。脉浮者，以汗解之；脉沉实者，以下解之。（394）

《伤寒论·可下病》篇：伤寒后脉沉，沉者，内实也，下之解，宜大柴胡汤。

（三）现代用大柴胡汤

1. 胆囊炎、胆石症　急性发作，可加大叶金钱草、海金砂、鸡内金、郁金、元胡一类药。

2. 胰腺炎　天津南开医院清胰汤：柴胡、黄芩、白芍、大黄、黄连、木香、元胡、芒硝。

3. 急性肝炎　加茵陈。

4. 急性阑尾炎　加冬瓜子、桃仁。

5. 肠梗阻　可用于单纯性肠梗阻，不可用于绞窄性肠梗阻。

6. 其他　流感、肺炎、高血压、急性胃炎、肋间神经痛、精神疾病、热厥里热已经成实者。

五、柴胡桂枝干姜汤的应用

（一）组成和方义

柴胡 40g，黄芩 15g，桂枝 15g，甘草 10g，干姜 10g，牡蛎 10g，栝楼根 20g。

上七味，以水一斗二升，煮取六升，去滓，再煎取三升，温服一升，日三服。

今用量。治疗内科杂病柴胡用量适当减少，牡蛎用量适当增大。功效：和少阳，畅气机，助心脾，升津液，散结聚。

（二）仲景用柴胡桂枝干姜汤

伤寒五六日，已发汗而复下之，胸胁满微结，小便不利，渴而不呕，但头汗出，往来寒热，心烦者，此为未解也，柴胡桂枝干姜汤主之。（147）

（三）现代用柴胡桂枝干姜汤

1. 慢性肝病　见胁痛、口干、便溏——病人肝胆湿热未退，脾阳气虚，津液不足。

2. 糖尿病　症见口渴、便溏、情绪低落。加养阴生津之生地、玉竹、麦冬、山萸肉、五味子、人参、沙参。

3. 慢性结肠炎　腹泻伴口干、胸脘痞闷、腹痛。加白术、山药。若有结肠过敏现象，或结肠过激现象，见腹痛而泻，喝水后泻。加炒陈皮、炒白芍、防风炭、乌梅、藁本。

4. 乳腺增生、肋软骨炎 见胸肋疼痛、口干、便溏。加软坚散结之夏枯草、牡蛎、海藻、昆布。

5. 发热性疾病 如疟疾，寒多热少可去黄芩；热入血室，寒热交作如疟，加赤芍、茜草、丹皮。

6. 胸膜炎、胆囊炎 见发热、便溏、口渴（抓三个主症）。

7. 感冒发热兼心脾阳虚

六、柴胡加龙骨牡蛎汤的应用

（一）组成和方义

柴胡、黄芩、生姜、半夏、人参、大枣、龙骨、牡蛎、铅丹、桂枝、茯苓、大黄。功效为和少阳，畅三焦，利膀胱，泻阳明，镇心胆、安神志。

（二）仲景用柴胡加龙骨牡蛎汤

伤寒八九日，下之，胸满烦惊，小便不利，谵语，一身尽重不可转侧。（107）

（三）现代用柴胡加龙骨牡蛎汤

（1）小儿外感；

（2）精神疾病；

（3）更年期综合征及内分泌失调所致精神不宁；

（4）高血压病；

（5）美尼埃综合征、眩晕。

加减柴胡陷胸汤临证思辨录

湖北中医学院 梅国强

《伤寒论》有小柴胡汤和小陷胸汤，而柴胡陷胸汤（以下简称"柴陷汤"）出于何时、何书，未曾详考，见明·童养学纂辑陶节庵《伤寒六书纂要辨疑·卷之一》在探讨大、小柴胡汤证时云："若按之心胸虽满闷不痛，尚为在表，未入乎腑，乃邪气填乎胸中，小柴胡加枳桔以治其闷，如未效，本方对小陷胸一服如神"，此即柴陷汤意。俞根初遗著，经徐荣斋整理之《重订通俗伤寒论》大抵依据陶氏书定名为柴陷汤（谓俞氏经验方）：柴胡、姜半夏、川连、桔梗、黄芩、栝蒌仁、枳实、生姜汁，属和解开降法。观其方，乃小柴胡汤去人参、大枣、炙甘草与小陷胸汤加枳实、桔梗而成，此虽与陶氏所言，小有差异，然则如此加减，对外感疾病，痰阻于胃脘、胸膈者，似胜陶氏一筹。何秀山按："栝蒌（仁）……善涤胸中垢腻，具开膈达膜之专功，故为少阳结胸之良方，历试辄验。"何廉臣按："小陷胸汤加枳实，善能疏气解结，本为宽胸开结之良剂、俞氏用小柴胡中主药三味，以其尚有寒热也，减去参、枣、草之腻补；用生姜汁辛润疏利，亦善于化裁处。"观此，则陶、俞二氏用此方是为外感病立法明矣。笔者用其方诚宗俞氏法，即小柴胡汤中去参、枣、草、姜；小陷胸汤中枳实常用，而桔梗一般不用，以此为规矩，临证加减以为方圆。所治证多为杂病，与陶、俞二氏不同，然基本理法则一。

　　小柴胡汤、小陷胸汤，为千古名方，亦当今临床之常用方，恕不繁言。笔者运用此方之临床判断标准如下：①发热，或恶寒发热，或往来寒热，或寒热起伏不定，或午后热甚，以其病有兼挟，故其寒热未可一言而终故也。②咳嗽、胸闷、胸痛、胁痛。③胃脘（或剑突偏右、偏左）痞结疼痛，或兼胸胁疼痛。④少阳或阳明经脉所过之处痠楚疼痛。⑤脉弦、缓、数等。⑥舌红或绛，苔白薄或白厚、或黄薄、黄厚。若属外感病，应具备第①条之某种热象，第 6 条之某种舌象，即可使用本方，若兼其他任何标准中的某一症状，则更为确切。若属杂病，则应具备第②、③、④条所述标准之一，同时与第⑥条之舌象相合，亦可使用本方。笔者临证多年，常用此方，仿佛如何秀山所言"历试辄验"。谨据笔者病案整理分析，思辨如下。

一、痰热阻肺，病兼少阳

　　小柴胡汤治在少阳，病位以胸胁为主，其有外感者，多有寒热现象，或见他症。小陷胸汤证，《伤寒论》记载过于简略，第 138 条曰："小结胸病，正在心下，按之则痛，脉浮滑者，小陷胸汤主之"。然依以方测证原理，及后世运用经验，大抵属痰热阻滞中上二焦，故见证以胃脘（心下）、胸胁之痞结闷痛为主，或有咳嗽。小柴胡汤证见于《伤寒论》第 96 条、第236 条，兹从略。而柴陷汤所主之证，当属二者之综合。如张某，男，27

岁。夏令突遇寒潮，正在旅途，无所回避，次日恶寒发热，体温 39.2℃，自服感冒清之类药物，欲其速愈，而增量服之，汗出如注，惧而停药投医：体温虽降至 38℃ 左右，而恶寒依旧，汗出不畅，三日如斯。咳嗽更为严重，白黏痰少许，难以咯出，胸胁痛，舌质鲜红，苔白薄，脉数。笔者以为病如小结胸证，然此证一般无寒热现象，而患者明显，当是病兼少阳。问曰：既兼少阳，何不见少阳证？答曰：大汗之后，胸胁痛立见，仍发热恶寒，是少阳病已成也。《伤寒论》第 37 条："太阳病，十日去，脉浮细而嗜卧者，外已解也。设胸满胁痛者，与小柴胡汤。脉但浮者，与麻黄汤"；第 266 条："太阳病不解，转入少阳者，胁下硬满，干呕不能食，往来寒热，尚未吐下，脉沉紧者，与小柴胡汤"。观此，当无疑虑。或曰：既兼少阳证，何以不见往来寒热？答曰：一则病有兼夹，寒热难以典型，前已述及。再则《伤寒论》小柴胡汤证，除往来寒热外，尚有"身热恶风"（第 99 条）、"潮热"（第 229 条）、"发热"（第 379 条），可见临证之中，知常达变，最为紧要。为透达六经辨证精神，不妨从另一角度思考，即表病经大汗之后，即使表证残存，决不可再用汗法；病者无阳明燥热可征，而三阴证与患者风马牛不相及，得非少阳病乎？此即为学者所称道之"排除诊断法"。辨证既明，故无掣肘之忧，径书方如下：柴胡 25g，黄芩 10g，法夏 10g，全瓜蒌 10g，黄连 10g，枳实 20g，浙贝 10g，桔梗 10g，鱼腥草 30g，野菊花 10g，百部 15g，前胡 10g。7 剂。服 2 剂，则寒热已尽，咳嗽胸痛减轻，7 剂之后，诸症豁然。

以上为外感证而使用本方，更有外感与杂病相兼者，其发病过程、彼此轻重，虽不相同，而原理则一。如袁某，男，41 岁。素有咳嗽胸痛病史，时发时愈，于初夏来诊，诉发热、恶风、自汗数日，体温 37.4℃～37.5℃（口腔），头昏，偶有头痛，左胸隐痛，周身乏力，口干，不欲饮，睡眠不安，心悸，小便黄，量略少，舌苔淡灰厚腻，脉弦。此例属痰热阻滞上焦，未曾根治，最易招致外邪，是外感引动宿疾，证象小结胸兼少阳证，先投柴胡蒿芩汤（小柴胡汤合蒿芩清胆汤），服药 4 周，低热始退，以湿性缠绵故也。其后左胸仍痛，心悸消失，自觉燥热（体温正常），汗出以上半身为明显，二日未曾大便，舌红而胖，苔薄白，仍属痰热未尽，少阳经气不利，故改投柴陷汤：柴胡 10g，黄芩 10g，法夏 10g，太子参 10g，全瓜蒌 10g，黄连 6g，枳实 20g，炒川楝 10g，虎杖 10g，玄胡 15g，郁金 10g，片姜黄 10g，土鳖 10g，红花 10g。再治 3 周，诸症消失。观其方，似无用土鳖、红花之理，然则痰热胸痛既久，络脉为之不利，必兼活血通络之品，其效始彰。加用虎杖者，一则助其清热化痰之功，再则利于通便，因痰热未解者，不可妄用大黄之类下法。

二、痰热阻肺，久咳不愈

肺居胸中，少阳经脉循行于胸胁，若属痰热阻肺，少阳经脉为之郁滞者，除咳嗽而外，胸胁满痛，为必见之症，虽无寒热，此方亦为佳方。有孙某，女，41 岁。咳嗽多年，发作 2 个月，经治不愈，症见咳嗽白黏痰，尚易咯出，咽喉及气管有明显刺激感，胸闷，脉缓，舌苔白薄，质红。先以清热宣肺化痰为治，用药 2 周，不唯咳嗽不减，而胸闷及咽喉、气管刺激感加重。揣其原因，乃对胸闷等症失察所致。盖少阳经行于胸胁，而咽喉不特为肺之门户，亦为足少阳胆之使，能不兼顾？由是，改投柴陷汤加减：柴胡 10g，炒黄芩 25g，法夏 10g，全瓜蒌 15g，黄连 10g，桑白皮20g，地骨皮 15g，浙贝 10g，桔梗 10g，山豆根 10g，前胡 15g，百部 10g，僵蚕 10g，蝉衣 10g，治疗 2 周，症状消失。犹须申言者，咽喉、气管刺激感，俗称咽痒，痒多兼风，故用僵蚕、蝉衣二味。

三、痰热中阻，少阳经气不利

前言痰热阻肺，久咳不愈，是上焦痰热，兼少阳经气不利，而柴陷汤亦可治中焦痰热，兼少阳经气不利，正如前述。"小结胸病，正在心下"，此即胃脘。痰热阻于此处，故有痞结胀满，疼痛，或反酸，或呕恶之类。所云兼少阳经气不利者，是指沿少阳经脉所发生的某些症状，如痠麻疼痛之类，此亦为使用本方之前提条件，兹概要分析于后。王某，女，45 岁。有胃病史 8 年。胃镜诊断为慢性浅表—萎缩性胃炎、十二指肠球部溃疡疤痕、充血性糜烂性胃窦炎、反流性食管炎。目前胃脘痞胀隐痛，按之痛甚，胸骨后灼热感，纳少，反酸，口水多，喜唾。双肩背疼痛，颈部痠痛，脉沉弱，苔薄白，质红。此例胃脘痞痛，按之痛甚等，乃痰热结于胃脘所致，与小结胸证较为吻合。征之苔薄白，质红，亦为痰热之外象。或曰：口水多而喜唾，脉沉弱，似乎中阳不足，脾运失常，何言痰热？答曰：中阳虚者，舌质一般偏淡，或为正常舌质，而反红者，与中阳虚不牟甚矣，正所谓察苗窍者也。关于此类，《伤寒论》所述甚少，实为温病学家之突出贡献，故业《伤寒》者，当与温病合参。须知大凡痰热（湿）内阻，则阴阳气机运行不畅，乃喜唾而脉沉弱之根由，理同湿（痰）胜伤阳，而非正阳虚也。又胸骨后灼热（甚或疼痛），以部位而论，与前述食管炎相合；从经脉而论，胃与胆之经脉，皆从缺盆，下胸中贯膈，与食管相近，故有内在联系。然则少阳主胸胁，其关系应更为密切。由此可见，食管与胃，固然管腔相通，血肉相连，而在人体，因横膈而分断上、中二部；经脉之分野各有所别，故断曰痰热中阻，少阳经脉不利。书方如下：柴胡 10g，黄芩 10g，法夏 10g，全瓜蒌 10g，黄连 10g，吴萸 5g，枳实 20g，炒川楝 10g，玄胡 10g，郁金 10g，片姜黄 10g，乌贼骨 15g，广木香 10g，砂仁 10g，共治疗 7 周，少有加减，症状消失。笔者以为食管炎较之胃炎或溃疡，更为难治，若能在所用法中，兼顾少阳，似胜一筹。

汪某，女，43 岁。有慢性胃炎、食管炎病史多年，胃痛，胸骨后灼热疼痛，断续来诊，多法调治历时 2 年，症状消失，病情稳定。两年后，因感冒咳嗽，而使用大量抗菌类药静脉注射剂，以致复发，见胃脘及胸骨后灼热疼痛，脘痞，反酸，嗳气，口秒，纳少，便溏，脉沉缓，舌绛，苔淡黄略厚。据其脉证，属痰热中阻，以小陷胸汤加味治之 7 日，罔效。因思胸骨后痛，乃足少阳所主部位，故改投柴陷汤：柴胡 10g，黄芩 10g，法夏 10g，全瓜蒌 10g，黄连 10g，吴萸 6g，乌贼骨 15g，枳实 25g，广木香 10g，砂仁 10g，玄胡 15g，炒川楝 10g，郁金 10g。治疗 3 周，症状基本消失，至今未发。

四、痰热弥漫，三焦失和

前述为痰热阻滞，病涉上、中二焦，然亦有病涉三焦者（指温病学所言上中下三焦之部位）。盖痰热所生，若在杂病，多缘于太阴、阳明功能失调；既成之后，随气机升降及脏腑虚实，可影响上中下三焦。若痰热弥漫，侵犯三焦者，有类温病学之湿热弥漫三焦。论其治法，或分消走泄、或清化痰热以畅达少阳之气，俱属可取之法，然须据证选用。因文题后限，仅论其后者。如王某，女，40 岁。感冒后咽喉不适 20 余日。微咳痰少，胸闷，心悸，胃脘、肩、背及胸部隐痛，反酸。右下腹痛，经期为甚，伴双乳胀痛。脉弦缓，舌苔白厚腻，质红。有十二指肠球部溃疡及慢性胃炎史 10 年，5 年前有上消化道出血史。妇科 B 超提示“陶氏腔积液”，乃慢性炎症所致。观此证情，则痰邪弥漫，三焦失和明矣。书方于下：柴胡 10g，黄芩 10g，法夏 10g，全瓜蒌 10g，黄连 10g，枳实 20g，射干 10g，山豆根 10g，忍冬藤 30g，广木香 10g，砂仁 10g，玄胡 10g，郁金 10g，金刚藤 30g。服药 1 周，不咳，他症亦有减轻，因而据病情之进退，以为方药之加减，于三个半月中，共服药 63 剂，诸症明显缓解。后因热象不显，而痰湿残存，故以温胆汤加减为主法，再服药 42 剂，症状基本消失，月经正常，经期反应不再。继以温胆汤加减，作丸剂以善其后。前言分消走泄，与清化痰热以畅达少阳之气，各有所宜，不得混同，而在一病之中，随病情变化，有相继而用者，更显灵通。

李某，女，38 岁。慢性浅表性胃炎、十二指肠球炎病史十年。刻下咽干口燥，胸骨后有灼热感，甚则疼痛，中腹右侧疼痛，纳差。经期右下腹痛疼痛，赤带，脉缓，舌苔白厚。曾做妇科检查，诊断为慢性盆腔炎。书方于下：柴胡 10g，黄芩 10g，法夏 10g，太子参 10g，全瓜蒌 10g，黄连 8g，枳实 25g，郁金 10g，玄胡 20g，藿香 10g，佩兰 10g，炒川楝 10g，乌贼骨 15g，金刚藤 30g，乌药 10g。服药 7 剂，诸症减轻，正值月经来潮，右下腹痛不明显，再服 7 剂，症状基本消失。

四、痰热相火，上犯清阳

痰热多因湿热胶结不解，或湿邪内伏，郁久化热而成，在痰湿体质者，尤为多见。相火寄于肝肾二部，分属心包络、膀胱、三焦、胆腑。在生理状态下，火寓水中，不可得见，所能见者，惟脏腑和顺，身体强壮，故为生生不息之造化。朱丹溪云："天非此火不能生物，人非此火不能有生"（《格致余论·相火论》）。相火虽曰"守位禀命"，亦必禀命于君火，而为之运动变化，故亦恒于动，动而合度。在病理状态下，或由阴虚，或因邪扰，则相火妄动，必然损害机体，故云："相火者，元气之贼"（同上）。彼也相火，此也相火，名称为一，而生理、病理，判若霄壤。本文所言相火，属于后者。又因文题所限，仅涉及胆与三焦之相火。

痰热与相火，似乎难以并存，实则有之。盖三焦（指手少阳三焦，为六腑之一）为水火气机运行之道路，若道路障碍，则水得以停，热得以聚，蕴酿过久，焉无痰热之患！故痰热本身，即寓含相火妄动之意。又三焦属火，胆为甲木，而风木易于化火，亦成妄动之相火，反之亦然。痰热与相火，常互为因果，狼狈为奸，甚则上犯清阳。如刘某，男，49 岁。头昏 10 余年，伴高血压病。在服降压药条件下，血压仍波动在 17.3～24/13.3～20kPa 之间，阵发心悸。近 2 周来，头昏加重，右侧头痛，难以缓解，耳鸣，颈项强，脉弦，舌苔白薄腻，质红。断为痰热相火，上犯清阳，投方如下：银柴胡 10g，黄芩 10g，法夏 10g，黄连 8g，枳实 20g，焦术 10g，钩藤 30g，茺蔚子 20g，夏枯草 30g，土鳖 10g，红花 10g，胆南星 10g，丹参 30g。共服 3 周，头痛、耳鸣消失，头昏、项强甚轻，血压稳定在 16/12kPa。必须说明的是，此类患者，在服中药时，不停降压药，则对西药难以控制的高血压患者，不仅有较好的协同作用，而且对缓解症状，具有独特优势。

五、痰热内阻，胆心同病

痰热内阻，影响胆腑功能，以致经脉不利，进而累及心脏，或心为痰热阻闭，更兼胆腑失和，即成胆心同病。《灵枢·经别》曰："足少阳……别者，入季胁之间，循胸里，属胆，散之，上肝，贯心，以上挟咽。"可见，此类病证，既有脏腑功能相互影响，复有经脉联系。如王某，男，50岁。有慢性胆囊炎、胆石症、高血压、冠心病史多年。因进食猪膀（猪腿），以致胆囊炎急性发作，且心绞痛频发，心功能Ⅲ级，因而急诊住院治疗。使用大量抗生素及血管扩张剂，病情得以控制，血象正常而出院。来门诊时，诉出院半月来，仍胸闷而有压迫感，心悸，心前区隐痛，每于活动时发生，服异山梨酯之类可及时缓解。胆区亦痛，厌油，恶心，纳差，下肢凹陷性浮肿，头昏，睡眠欠佳。脉弦缓，舌苔白厚，质红。血压20/14kPa。观此，则痰热内阻，胆心同病，不解自明。处方：柴胡10g，黄芩10g，法夏10g，生晒参（另包，泡服）6g，全瓜蒌10g，黄连10g，枳实15g，当归10g，川芎10g，茯苓10g，泽泻15g，益母草30g，土鳖10g，水蛭10g。服药1周，胆区痛未发，不厌油，胸闷、心悸、心前区疼痛明显好转。血压未降，属续服降压西药。并于原方中有所增减，断续服药1周，除下肢轻度浮肿外，余症已不明显，血压正常（17.3/9.3kPa）。此时停止中药，改用西药治疗，以投简便，后3年未见发作。

六、痰热内阻，胃心同病

痰热结于心下（胃脘），前已述及，恕不重复。而痰热上扰，侵犯心脏，既为医籍所载，亦为临床常见。况且"足阳明之正……入腹里，属胃，散之，上通于心……"（《灵枢·经别》）。"胃之大络，名曰虚里……出于左乳下，其动应衣，脉宗气也"（《素问·平人气象论》）。此即胃心同病之经脉联系。有张某，男，62岁。2001年元月突发心痛，急诊住院治疗，诊断为心前间壁心肌梗死，住院20天，缓解出院。于3月23日来门诊，诉心前区轻度刺痛，持续约10分钟，活动时易发。胸闷，短气，乏力。胃胀，偶尔胃脘隐痛，肠鸣，嗳气（有十二指肠球部溃疡病史）。脉弦细，舌苔黄厚。此例就中医诊断而言，似可定为胃脘痛、胸痹。因其舌苔黄厚，则病机为痰热内阻无疑。若据六经辨证精神，并参合变证规律，则可断为痰热内阻，胃心同病。可见《伤寒论》之与内科学，有互补之妙，而无龃龉之势。处方于下：柴胡 10g，黄芩 10g，法夏 10g，全瓜蒌 10g，黄连 8g，枳实 20g，胆南星 10g，莱菔子 10g，当归 10g，川芎 10g，土鳖 10g，红花 10g，丹参 30g，玄胡 15g。服药 2 周胸闷、胸痛减轻，发作减少。仍有气短、胃胀、嗳气。因舌苔转为薄白，知痰热渐除；大病之后，正气已虚，清解至十分之六七，必以扶正为主，祛湿次之，继用黄芪生脉饮以善其后。又如赵某，女，70 岁。有冠心病、慢性胃炎史多年。刻下胃脘、心前区、左肩背疼痛难以入眠，伴阵发性心悸，胃脘痞胀，大便干结。脉缓，舌苔白厚腻，质红。处方如下：柴胡 10g，黄芩 10g，法夏 10g，全瓜蒌 10g，黄连 10g，枳实 10g，吴萸 6g，乌贼骨 15g，玄胡 20g，郁金 10g，炒川楝 10g，片姜黄 10g，莱菔子 10g，土鳖 10g，当归 10g。痛甚则加红花、全蝎、蜈蚣，共服药 2 周，诸症大减，因经费困难而停药。

七、痰热内阻，颈心同病

痰热内阻，上扰于心，是为心病，前已论及。然则与颈何干？答曰：温病学家将膈以上至头部，概属上焦，故痰热上扰，侵犯头、项、颈部者，为临床常见。此与水湿痰饮上犯清阳之地，证候病机有别，而理出一贯，此其一也。既在柴陷汤下论此问题，自然兼有小柴胡汤之见症，亦须综合考虑。其方为少阳主方，而足少阳胆经"……下耳后，循颈……""是动则病……心胁痛"，可见足少阳经上至头侧与颈部，其病有心胁痛，是经脉之自然联系，此其二也。合而观之，则痰热内阻，颈心则病，当可成立。如潘某，男，74 岁。有冠心病、心绞痛、右束支完全传导阻滞及颈椎病史多年。来诊时诉周身疼痛 10 年，加重 3 月，刻下右颈、肩、背疼痛显著，伴心悸、心前区阵发性刺痛，胸闷气短，活动后尤甚，饮食一般，大便干结。周身皮肤瘙痒，脉弦缓，舌苔白厚腻，质红。显属痰热上扰于心，且妨碍足少阳之经脉。此例若分而治之，则分属心血管内科与骨科，必令病者往返于两科之间，姑且不论，而两科用药，是否尽相合拍，则更为重要。观此，反不如按六经辨证原理，从六经变证出发，参考古今学说，作辨证论治之统一思考，常可发现，一方可治一人之多种疾患，是以为之疏方：柴胡 10g，黄芩 10g，法夏 10g，全瓜蒌 10g，黄连 10g，枳实 15g，虎杖 15g，苍术 15g，厚朴 20g，陈皮 10g，茯苓 30g，刘寄奴 25g，徐长卿 25g，全蝎 10g，蜈蚣 2 条。服 2 周，心悸，胸闷，胸痛，颈、肩、背痛消失。惟全身皮肤瘙痒未愈（病史20余年），夜间痒甚，局部红色丘疹，凡皮肤受摩擦或受刺激处易发，脉弦，舌苔白厚腻。是湿热熏蒸肌肤所致，故以四妙散为主方，以善其后。

至于本方治疗冠心病之类，所谓痰热内结，病在心胸者，亦不罕见，观前文所述，原理具在，故从略。思辨未精，请多指正。

加减柴胡温胆汤临证思辨录

湖北中医学院　　梅国强

小柴胡证见于《伤寒论》第96条："伤寒五六日中风，往来寒热，胸胁苦满，嘿嘿不欲饮食，心烦喜呕，或胸中烦而不呕，或渴，或腹中痛，或心下悸、小便不利，或不渴，身有微热，或咳者，小柴胡汤主之。"其方为千古名方，笔者曾在《加减小柴胡汤临证思辨录》中概云"本方寒温并用，攻补兼施，升降协调。外证得之，重在和解少阳，疏散邪热；内证得之，还有疏利三焦，调达上下，宣通内外，运转枢机之效"。

"温胆汤"之名，首见于北周·姚僧垣《集验方》，该书已佚。《外台秘要》卷十七病后不得眠证下，有《集验》温胆汤，其方与今所常用之温胆汤，有一定差异，故略而不论。今临床常用者，多据宋·陈言《三因极一病证方论》卷九、卷十之温胆汤：由半夏（汤洗七次）、竹茹、枳实（麸炒、去瓤）各二两，陈皮三两，甘草（炙）一两，茯苓一两半。上锉为散，每服四大钱，水一盏半，加生姜五片、大枣一枚，煎服。此法基本为煮散法，而今主要作为汤剂使用。据卷十载本方主治心胆虚怯，触事易惊，或梦寐不祥，或异象眩惑，遂致心胆虚慑，气郁生涎，涎与气搏，变生诸症，或短气悸乏，或复自汗，四肢浮肿，饮食无味，心虚烦闷，坐卧不安。依上述方剂组成和主治诸症，结合笔者临床体会，而分析其病因病机，提出以下看法，谨供参考。

（1）情志忧郁，烦劳太过，或因惊恐，郁久而虚，聚湿生疾，横逆胆腑，上扰心神，以致心胆虚怯。

（2）养尊处优，喜静少动，饮食甘美，始初得意，久必痰湿内生，则困顿脾胃、侵犯肝胆、甚则上扰下犯，变证丛生。

（3）病后正气未复，调护失当，或过早劳作，或滋补有误，以致痰湿内生。

（4）湿热外感，其性缠绵，即令邪祛十分之八九，而根蒂尚在，若有不慎，则淹淹久羁，生湿化痰，久成内伤。以上均属杂病范畴。

（5）在温病范畴中，有湿热之邪留连三焦气分，其轻者宜本方，重者宜蒿芩清胆汤。叶天士《外感温热篇》云："再论气病有不传血分，而邪留三焦，亦如《伤寒》中少阳病也。彼则和解表里之半，此则分消上下之势，随证变法，如近时杏朴苓等类，或如温胆汤之走泄。因其仍在气分，犹可望其战汗之门户，转疟之机括。"

总上言之，本方所主证候，不论其来路如何，而其病机属湿（痰）热内阻，或影响胆胃，或上扰心窍、清阳，或使三焦不利。若属外感湿热，多呈湿热阻遏三焦之象，病在半表半里之间。

柴胡温胆汤，是小柴胡汤和温胆汤合并加减而成，故其功效，不仅是二者之叠加，而且使用更为灵活，适应证更广。笔者所用本方之基本组成为柴胡、黄芩、法半夏、陈皮、茯苓、竹茹、枳实。若呕恶者加生姜。因其少阳枢机不利，胆火内郁，更兼湿热阻滞，故去人参、甘草、大枣。兹将其具体使用，分述于下。

一、枢机不利，痰热上扰清窍

手足少阳经脉皆上头，皆与耳目等清窍相关，若枢机不利，胆火上炎，或湿热熏蒸于上，则头、目、耳等清虚之地，无从清虚，故生诸疾。况且手少阳三焦，为水火气机游行出入之所，故少阳火郁，必致三焦水火运行失常，或三焦为湿热所阻，则胆火郁极而发，或二者相互为病，以致湿为热蒸，热为湿阻，即此类病证之所由生。

鄢某，男，57岁。暴聋，耳鸣40天，经西医耳鼻喉科检查，诊断为右耳感音神经性耳聋，左耳听力下降。头部CT显示右侧基底节区腔隙性脑梗塞。右侧肢体活动较差，口黏而苦，舌质红，苔薄白滑腻，脉弦。头部CT：基底节区腔隙性脑梗塞（七年前曾发生过一次）。一般暴聋多实证，此例起病突然，CT扫描结果可视为望诊之延伸，说明基底结区有瘀血，是实在其中；脉弦，舌苔薄白滑腻，质红，乃少阳风火挟痰热上扰之象，亦为邪实之佐证。其病何以突发？考七年前曾患脑梗塞一次，虽已临床治愈，但未引起重视，仍继续工作，是病后失调。且年近花甲，则少阳相火易动，三焦不和，痰湿内生，以致风火兼痰热上逆，血络受损，清窍壅滞，故为暴聋，而右侧肢体活动较差。考《灵枢·经脉》篇："胆，足少阳之脉……其支者，从耳后，入耳中，出走耳前……""三焦，手少阳之脉……其支者，从耳后入耳中，出走耳前……是动则病，耳聋浑浑火享火享……"《素问·六元正纪大论》："少阳所至，为喉痹，耳鸣呕涌。"以上均可说手足少阳，与耳既有生理联系，而病证之中，均有耳聋之论述。笔者综合其病机曰：枢机不利，三焦失和，胆火挟痰热上犯清空，血络郁滞。治宜和解枢机，清热化痰，和血通络。处方：柴胡10g，黄芩10g，法夏10g，陈皮10g，茯苓30g，炙草6g，胆南星10g，石菖蒲10g，远志10g，郁金10g，磁石10g，全蝎10g，蜈蚣2条，土鳖10g。若脘腹胀满，加枳实、厚朴，共服药三周，除右耳偶然轻度耳鸣外，听力恢复，余症消失。

　　王某，女，66岁。眩晕一月，行走时肢体震颤，耳有闭塞感，听力下降，眼睑困顿，饮食一般，二便尚可，苔白略厚，脉弦缓。关于眩晕一证，《内经》多从虚论，如《灵枢·海论》："髓海有余，则轻劲多力，自过其度，髓海不足，则脑转耳鸣，胫痠眩冒，目无所见，懈怠安卧。"故后世医家多从虚证立论，此即无虚不作眩说。《内经》亦有从风论者，如《素问·至真要大论》："诸风掉眩，皆属于肝。"刘河间大力提倡此说，认为眩晕因于风火上炎，此即无风不作眩说。朱丹溪以痰（热）上扰清窍立论，被称为无痰不作眩说。张景岳对后两种学说，颇多微词（见《景岳全书·眩运》）。笔者不欲评其是非，而意在申明以上三说，可并存不悖，则更加符合临床所需。由此可见，此例眩晕、耳鸣，当属少阳枢机不利，三焦失和，风痰上扰，兼瘀血阻滞。一人之病机，尚且涉及多方面，故学术思想不必相互抵触。处方于下：柴胡10g，黄芩10g，法夏10g，陈皮10g，茯苓30g，竹茹10g，枳实15g，僵蚕10g，蝉衣10g，胆南星10g，莱菔子10g，钩藤30g，全蝎10g，金刚藤30g。服上方3剂，眩晕好转，耳鸣反复。卧定或起身活动之后，无明显眩晕。刚卧刚起时有一阵明显眩晕，继服4剂，病情尚属稳定。因刚卧刚起时眩晕，类似"起则头眩"（《伤寒论》第67条），故改用小柴胡合苓桂术甘汤：柴胡10g，黄芩10g，法夏10g，太子参10g，茯苓30g，桂枝10g，焦术10g，炙草6g，全蝎10g，蜈蚣2条，莱菔子10g，钩藤30g，土鳖10g，收效尚佳。

二、枢机不利，痰热上犯心窍

　　《灵枢·经脉》曰："三焦，手少阳之脉……入缺盆布膻中，散络心

163

包……""心主，手厥阴心包络之脉……下膈，历络三焦……"《灵枢·经别》："足少阳之正……别者入季胁之间，循胸里，属胆，散之，上肝贯心以挟咽……"可见手足少阳之脉，与心包或心，有密切联系，若当少阳枢机不利，或三焦湿（痰）热上犯，扰乱心窍，而有心神不安等，自在情理之中。如张某，女，22岁。患者精神失常5年，久治不愈，以致形体高度肥胖。目前精神沉寂，或少言寡语，或独坐而呓语呢喃，或哭笑无常，妄言、妄听、妄想。饮食倍增，若有所动，则形为怪异。有时语言清楚，有时语言错乱，词不达意。脉沉缓，舌苔白薄。一直服用精神科所开西药，而病情始终如故。上述病情显见风木疏泄失常，胆气不主决断；病久而形体肥胖，多食少动，则痰热内生，挟木火之气，上犯心窍，扰乱心神。治宜和解枢机，化痰降浊，兼以活血。处方：柴胡10g，黄芩10g，法夏10g，太子参10g，煅龙牡各15g，胆南星10g，白芥子10g，莱菔子10g，生大黄8～15g，郁金10g，土鳖10g，茯苓30g，陈皮10g。若痰多苔厚，加竹茹、枳实。若大便通调，去生大黄加桃仁。胃痛，加玄胡、炒川楝等。断续治疗，历时3月余，共服药64剂，病情逐步好转，思维清晰，幻觉等症消失，语言表达恰当，能与母亲交流感受，并能短时看书，做少量家务。表情仍较沉静，偶有心烦。后以柴胡加龙牡汤加减，断续治3月余，病情尚属稳定。治疗期间，虽仍服西药，但加用中药后，疗效明显，则不可否认。

李某，女，13岁。心情抑郁、性格内向，失眠约半年。月经延期而至，半年共行经4次，每逢经期则上述病情必发或加重，有时彻底不眠。双眼掣跳，记忆力下降，注意力难以集中，纳差，脉缓，舌苔白厚腻。患者自月经初潮后，心情抑郁，性格内向，每逢经期发病或加重，显系肝胆气郁，枢机不利。失眠，记忆力减退，注意力不集中，舌苔白厚腻，纳差等。当属痰热内聚，上蒙心窍，扰乱心神。故拟和解枢机，清热化痰为法。处方：柴胡10g，黄芩10g，法夏10g，陈皮10g，茯苓30g，竹茹10g，枳实15g，胆南星10g，莱菔子10g，天竺黄10g，黄连6g，泽泻10g，煅牡蛎15g，建曲10g。服药2剂，适逢经水来潮，仍继续服药，共服1周，睡眠安好，学习注意力集中，神情自若，饮食尚佳。适逢经期之后，故加当归、川芎，兼活其血，以利枢机运转。共服药5周，症状不明显，偶尔睡眠及记忆力较差。仿柴胡四物汤意，随证加减，以善其后。

三、枢机不利、湿热下注

凡肝胆气郁，均可导致枢机不利，而枢机不利之临床表现，纷繁复杂，如妇科疾患多有此现象，又不可与内科病证同等看待。三焦湿（痰）热，有弥漫三焦者，有侧重某焦者，此言湿热下注，当是以下焦湿热为主。若属此等证情，其治法与前述之法，同中有异，即侧重化解下焦湿热，以分利之。如徐某，女，44 岁。经期咽痛半年。近来经期小便灼热，妇科检查：外阴红肿破溃，阴道感染。尿频尿急，腰胀，乳房胀痛，经后头昏。胃痛反酸，欲呕，脉弦缓，舌淡黄略厚，综观此证，肝胆气郁，枢机不利，显而易见。湿热之邪虽涉及中下二焦，但以下焦为主。咽为少阳之使，故咽痛不必另作他论。以柴胡温胆汤合平胃散，随证加减治之。处方：柴胡 10g，黄芩 10g，法夏 10g，苍术 10g，厚朴 15g，陈皮 10g，茯苓 30g，炙草 6g，射干 10g，夏枯草 30g，黄连 10g，凤尾草 30g，萆薢 30g，砂仁 10g，乌贼骨 15g。7 剂之后，外阴红肿减轻，破溃已愈，无尿频尿急，但小便仍有灼热感，胃痛反酸，脉弦缓，舌苔淡黄略厚。原方黄连加至 10g，加吴萸 6g，广木香 10g。再服 7 剂，并用坐浴方。拟方：生大黄 30g，苦参 30g，白头翁 30g，黄柏 15g，蛇床子 20g，明矾 15g，秦皮 15g，7 剂。煎汤坐浴，每日 2 次，每次半小时。三诊时有关妇科及泌尿系统症状均已消失，唯存胃痛反酸，以小陷胸汤合左金丸、金铃子散，随证化裁，以善其后。

四、枢机不利、湿热阻滞胆腑

笔者曾在《论少阳腑证》中指出，大柴胡汤证即少阳腑证。该文是依《伤寒论》的具体内容，结合对三阳证中经证、腑证作系统阐述而得出的结论，仅就少阳一经之病，而说明少阳腑证即热结胆腑证候，主之以大柴胡汤。然则胆腑病证甚多，决非《伤寒论》所能尽其意。后来在临床实践中，继续师法仲景之学，又发表《手足少阳同病刍议》一文，从分析柴胡桂枝干姜汤原理入手，说明手足少阳同病，除柴胡桂枝干姜汤证外，还有足少阳枢机不利，胆火内郁，与三焦湿热相合之类病证，以柴胡蒿芩汤为主方。若就手足少阳同病而言，柴胡温胆汤证，当属其中另一证型。以上二方证，并非专指何病，而是专指证候。换言之，疾病可以不同，而欲认定以上二证，则必与二证之病机相合。此处谨以柴胡温胆证举例言之，如本文前述目眩、耳鸣、忧郁、妇科湿热下注等，其病各不相同，而均可称为柴胡温胆汤证（或依各节标题而称其证候）。

本节所言枢机不利，湿热阻滞胆腑，是指少阳枢机不利，胆火郁而不发，更兼三焦湿热内阻，横逆不解，而侵犯胆腑之证。其辨证要点于下：①剑突右下方疼痛或压痛；②多无发热恶寒，若寒热明显者，则与柴胡蒿芩汤更为合拍；③恶心厌油；④舌质红、苔白厚、或薄黄、或黄厚。法宜和解枢机，清热化湿，疏导郁结，方以加减柴胡温胆汤为主。如陈某，男，42岁。于5天前突发剑突右下方绞痛，伴冷汗出。急诊住院治疗，诊断为胆囊炎。经用抗生素、解痉剂治疗4天，绞痛虽有缓解，但疼痛未愈，而出院改投中医。刻下剑突右下方疼痛，压痛明显，腹壁肌张力较强，大便干结、日行1次、恶心厌油，脉缓，舌苔黄厚腻。据脉证分析，当属枢机不利，湿热阻滞胆腑。书方于下：柴胡10g，黄芩10g，法夏10g，陈皮10g，茯苓30g，枳实15g，郁金10g，玄胡20g，炒川楝10g，生蒲黄10g，五灵脂10g，藿香10g，佩兰10g，滑石15g，金刚藤30g，生姜10g。疼痛不明显之后，去生蒲黄加金钱草。共服药2周，除上腹不适外，余症消失，后以小柴胡合二妙散加减，以巩固疗效。

夏某，女，60岁。有慢性胆囊炎史多年，来诊时剑突右下方疼痛，口干口涩，纳差，大便日行一次，脉缓，舌苔白而略厚。剑突右下方乃胆腑位置，多年来返复疼痛，是必胆腑受病之象征，则枢机何以正常运转？更兼纳差，舌苔白厚，则湿热阻滞，显而易见，故处方于下：柴胡10g，黄芩10g，法夏10g，陈皮10g，茯苓30g，竹茹10g，枳实15g，黄连10g，广木香10g，砂仁10g，藿香10g，佩兰10g，炒川楝10g，玄胡15g。若疼痛严重，加片姜黄、金刚藤。共服药2周，诸症不明显。然此病反复多年，若不作较长时间治疗，则难免复发。

五、胰腺古无名，治从少阳又一法

笔者在《加减小柴胡汤临证思辨录》中有"胰腺古无名，治从少阳探归属"一节，从胰腺炎发病、经脉联系，并结合西医学之"通道"说加以分析，说明中医对胰腺炎之辨治，应从少阳探归属，兹从略。本文所论，胰腺炎，其辨治大体规律，与前者同，即均有胆火内郁，枢机不利。所不同者，本文所说胰腺炎有明显湿热阻滞。而湿热之邪，多由脾胃功能或三焦功能失调所致。因而前者之治法以小柴胡汤加减，而后者治法，则以柴胡温胆汤加减。如涂某，男，65岁。3个多月前患急性胰腺炎、胆囊炎，而住院治疗，当时症状消失。近两月来因间断上腹疼痛，再次住院，诊断为慢性胰腺炎，其余诊断同上。因疗效不理想，而改用中医治疗。接诊时左上腹疼痛，牵引背部疼痛。食欲尚可，因餐后痛重，而自行控制饮食。大便正常，舌红、苔黄厚腻。证属枢机不利，三焦湿热阻滞，处方于下：柴胡 10g，黄芩 10g，法半夏 10g，陈皮 10g，茯苓 30g，竹茹 10g，枳实 25g，苍术 10g，黄连 9g，藿香 10g，佩兰 10g，土贝母 10g，土牛膝 15g，土茯苓 30g。若腹胀甚，加莱菔子、金刚藤。大便秘结，加虎杖。历时两余月，共服药 28 付，自觉症状不明显，B 超复查：①胰腺周围渗出液明显吸收；②胆内结石、胆囊炎。脉弦缓，舌苔白厚。其后仍以上方为主，随证加减，断续治疗 5 个月，病情较为稳定。

六、枢机不利，痰热阻于胸膈

少阳经脉循胸胁，少阳主症有胸胁苦满、胸满胁痛。而舌苔白厚、黄厚等，则是兼痰热阻滞之征。此证固然属小柴胡汤证范畴，但以柴胡温胆汤更为相宜。如邓某，女，41 岁。5 天前胸骨左缘疼痛，平时劳累后心前区隐痛，胸闷，睡眠差，心烦，心情紧张，甚则恐惧、忧虑、焦躁，饮食减少，二便正常，脉弦，舌苔白厚。诸症之中，少阳枢机不利之症，不难辨别，而湿（痰）热阻滞，何以别之？答曰：舌苔白厚，即湿（痰）热之外象，而病者心情紧张，恐惧、忧虑等，则与前述温胆汤所主"心胆虚怯，触事易惊，或夜梦不祥，或异象眩惑"等，在病机方面基本一致，故投加减柴胡温胆汤。处方：柴胡 10g，黄芩 10g，法夏 10g，陈皮 10g，茯苓 30g，竹茹 10g，枳实 15g，胆南星 10g，藿香 10g，佩兰 10g，枣仁 10g，柏子仁 10g，当归 10g，川芎 10g。若失眠较重，加合欢花，茯苓加至 60g。心烦甚，加炒栀子、淡豆豉。如此治疗将近两月，共服药 56 剂，除偶有失眠，头昏外，余无不适。或问曰：此例枢机不利，湿（痰）热阻滞胸膈，并有胸痛等，其与柴胡陷胸汤证有何区别？答曰：主要区别在于彼证多无神志症状，而此证则神志症状较为突出。可见二方组成差别虽小，而适应证各有不同。

当归四逆汤加减治愈疑难病的启迪

深圳蛇口医院　姚梅龄

对于当归四逆汤用以治疗多种疾病，包括治疗疑难病方面，在杂志上有多篇报导，本文意在介绍用此方治疗而未见报道的几种疑难病的基础上，对有关此方应用的几个重要问题，进行探讨。

"当归四逆汤"是一首临床应用广，为大家所熟悉的经方，它出自《伤寒论》厥阴病篇350条"手足厥寒，脉细欲绝者，当归四逆汤主之"的条文。

原方组成为：当归三两、桂枝三两（去皮）、芍药三两、细辛三两、甘草二两（炙）、通草二两、大枣十二枚（擘）。

一、临床病例

1. 皮肌炎（单证病例）

熊某某，女，32岁，技术工人，就诊时间：1977年11月。

主诉：近5天自觉两小腿下部疼。问诊：由于近来天气转冷，患者平时衣着过单，渐致腿足冷痛，手亦觉冷而痹（轻度麻木），现身着厚裤亦难以缓解，自觉身不恶寒，然着衣较多。头不痛，项不强，不呕不渴，饮食如故，小便清，大便正常，脘腹无所苦，微头晕，无心悸。素月经量少，色略暗，偶有血块，经前无后所苦。平素偶微眩晕。素来性格偏柔弱沉静。

舌脉：脉沉细涩，舌质淡，苔薄白。

望：体型瘦小，面色偏萎黄略暗；四肢及指趾肤色未见暗黑，但偏瘦萎黄；两小腿下部皮下隐现颗粒状小结节，表面微暗紫。

切：两小腿下部各有5～6粒小结节，直径约0.8～1.5cm，压痛（＋），质稍硬，移动性差，小腿内侧结节多于外侧；手足厥冷。

辨证：血痹风寒，兼有瘀阻，厥阴表证（取右足结节切片，病理诊断为皮肌炎）。

处方：全当归10g，赤白芍各10g，桂枝10g，北细辛3g，木通8g，炙甘草 8g，红枣 5g，（打）田七 10g，红花 10g，炒甲珠 10g。5 剂。

结果：患者服至第 4 剂，厥冷疼痛即明显减轻，结节压痛稍减，但脉沉细缓解不明显；共服 12 剂，厥冷、疼痛及结节消失，脉转略细，已不沉。至今未发。

2. 精神分裂症（兼证病例）

周某某，女，44 岁，农民，1968 年中秋节第 2 日凌晨 5 时就诊。

夫代诉：近来夫妻吵架较频，昨日中秋节因家务经济又大吵了半天，傍晚患者于沉默发呆 1 小时左右后，突然精神错乱，毫无目标地骂詈不休，语无论次，彻夜不寐，亦难安坐；至丑时后诸症加剧，故叫出诊。

望诊：患者身着棉衣，叉手站于山坡旱地仰天望月怒骂；体偏瘦小，两目熠熠生光；间能识人。

闻诊：詈骂声高，语无伦次（在骂月亮）；间有清浙对话。

问诊：自 19 年前产下一儿后月经一直甚少，今日中晚餐未进食（夫代诉）；现心烦特甚，4、5 天未解大便，现仍不欲便，腹无所苦（患者答）。其他情况难以问明。

切诊：沉细如丝，偏数。手足厥冷。腹诊未见异常。

舌：苔略黄厚。

辨证：寒邪郁火，厥阴表证兼里。

处方：全当归 12g，桂枝 10g，北细辛 3g，小木通 6g，生白芍 10g，炙甘草 8g，红枣 6 粒，吴茱萸 2g，黄连 10g。3 剂。

结果：服药 1 剂，手足厥冷即大减，大便已解，干结成粒而色黑，骂詈已止，下午即寐 5 小时左右；3 剂服完，精神正常。直至 1976 年 10 月止，一直未复发。

3. 硬皮病（复杂病例）

罗某某，女，48 岁，2006 年 8 月 18 日初诊。

主诉：双手掌发黑 20 余年，双手指肿胀伴活动迟钝 10 余年，手指尖疼痛近 10 年。

问诊：患者 20 余年前无明显诱因在冬天出现双手掌平大鱼际以上发黑，自觉双手冷从骨头出，需久泡热水方觉暖和，春夏秋不发黑。冬天双脚欠温，但远无手上症状严重，亦不发黑。手黑几年后，全年十指肿胀，屈伸不灵活，晨起活动后则好转。随后，冬天十指尖皮肤变硬，指尖感觉迟钝，天气温和后皮硬消失，感觉正常。此症状逐渐加重，现在全年指尖皮肤板硬，痛甚，时觉十指如有针扎样痛。切开甲沟则有脓稀血流出，痛即缓解。昨天食指尖出现皮下红点如针尖，刺痛不可触及。脊柱右侧平髂嵴水平痛如刀割，不能起卧，可放射到膝部。前几天出现上腹部阵发性绞痛，痛而拒按，痛甚则呕吐清水，无嗳气、泛酸、腹胀，大便日1行，先硬后软，小便淡黄，夜尿1次。常觉口干、口苦，喜饮凉水，常倦怠，汗出多，手足冷，头晕。

望诊：双手指节肿胀，指背前两节段、指尖、掌侧面等处皮肤增厚，呈明显的蜡光样。

舌：质略红，有细裂纹，右侧苔白略厚。

脉：缓略涩，偏虚弱；右偏细略弦，寸略浮，尺沉弱不应指；左略细弦，寸微微浮，尺略沉。

辨证：厥阴表里均寒，营血为主；兼瘀热毒，脾肾气亏。

处方：桂枝12g，北细辛5g，川木通10g，全当归15g，炒白芍15g，炙甘草12g，吴茱萸8g，生姜8g，黄连10g，生黄芪30g，炒甲珠10g，鹿角霜6g，千斤拔15g。4剂。

8月29日复诊：服药后指冷、指头痛大减，指尖皮硬、蜡样光、腰髂痛亦减，头晕、呕吐已除，然胃脘痛仅略减。舌淡红，中心剥无苔，舌边及根部苔白略厚。脉偏细弱弦，略涩，尺略沉。处方：桂枝10g，北细辛3g，川木通10g，全当归15g，炒白芍15g，炙甘草12g，吴茱萸10g，生姜10g，黄连8g，党参15g，炒甲珠10g，鹿角霜8g，千斤拔15g。5剂。

9月3日复诊：仅感右手食指尖麻木痛甚，余指不痛。腰髂已不痛。舌淡红，中心剥无苔。脉细略涩，尺略沉弱。上方去千斤拔，加白芥子6g；另外，全当归、党参各加5g，北细辛加2g。6剂。

9月10日复诊：天气较凉，现指尖冷，右食指尖仍痛、麻木，左手指尖皮硬已接近正常软，患者精神好转。舌淡红，中心剥无苔。脉缓，偏细弱，略弦涩，两尺略沉，左尺沉弱，右寸略沉。处方：熟地12g，白芥子6g，鹿角胶（烊）10g，官桂末（冲）0.7g，姜炭3g，桂枝9g，甘草5g，北细辛3g，全当归12g，生黄芪60g制乳没各10g，黄芩5g，党参12g。6剂。

9月17日复诊：症略减。舌质偏红，右侧苔白偏厚，中心剥。脉同前。生、熟地各15g，白芥子6g，鹿角胶（烊）6g，桂枝12g，北细辛5g，全当归15g，炒白芍12g，鹿衔草15g，川木通10g，炙甘草10g，红枣12g，生黄芪30g，黄芩6g。6剂。

10月1日复诊：精神好，右食指痛如前，右腰略痛，右膝内下方略感硬痛。查：指肿几近全消，皮肤蜡样光范围大为缩小，手掌已转红。舌中心无苔。脉偏细不流利，尺沉弱；左略虚，寸浮取略弦；右寸略弦，关略浮偏弦。处方：桂枝 9g，北细辛 3g，木通 9g，全当归 15g，炒白芍 15g，田七（打）10g，白芥子 5g，生黄芪 15g，红参 5g，鹿衔草 10g，千斤拔 12g，熟地 8g。5 剂。

10 月 9 日复诊：昨日抱小孩，右腰扭伤，现右腰及右腿外侧疼痛较明显。刷牙微齿龈，色淡红。双手骨内冷、感觉迟钝、皮痛、指痛已除，指头略凉。舌苔两侧微厚，中心及后半中间苔薄净，近无苔。脉偏细略数涩，两尺偏沉；左不受按，尺弱不应指；右偏弦，尺微弦不受按。处方：桂枝 10g，北细辛 3g，木通 6g，全当归 20g，炒白芍 15g，炙甘草 10g，红枣 10g，生黄芪 30g，党参 12g，千斤拔 15g，续断 15g，吴茱萸 4g，黄连 9g。5 剂。

10 月 15 日复诊：右侧腰骶部疼痛时作，向右大腿放射。两手自觉无明显不适，大便成形质软，小便黄，无口干。舌苔两侧淡黄微厚，中心及前部近无苔。脉偏细略涩不受按，两尺不应指，左略虚。处方：全当归 20g，炒白芍 15g，桂枝 10g，北细辛 5g，甘草梢 10g，川木通 6g，生黄芪 30g，党参 12g，千斤拔 15g，续断 15g。6 剂。

10 月 22 日复诊：唯剩左食指甲皱处、右食指、手掌外侧微光亮、略肿，右膝内侧微肿胀，腰痛如前，脘胀无所苦，尿略黄，大便正常，能食。舌中心及前无苔，两侧苔白略厚。脉右微偏细弦，不受按，尺略沉弱；左寸略细弦，关尺偏细弱，略沉弦，欠流利。上方加鹿角霜 4g，田七 9g，熟地 10g；减细辛 2g，木通 1g。6 剂。

10 月 29 日复诊：右食指略粗硬胀，尚能屈伸，指头微凉；行走时右膝不便；食生冷则胃脘微痛，遇热汗出身痒，小便微黄，偶感腰痛。舌中心光剥。脉偏细，尺偏沉弱；右略弦，欠流利；左偏弱，偏弦，尺细。处方：桂枝 10g，北细辛 3g，全当归 15g，炒白芍 12g，炙甘草 12g，川木通 5g，红枣 12g，吴茱萸 5g，党参 20g，生姜 6g，黄连 4g，海马 3g。6 剂。

11 月 5 日复诊：久行、久坐则右膝活动欠灵活，身微痒，腰痛、腹胀已除，指尖微凉。舌前半中间无苔，有溃疡，舌面痛。脉左偏虚涩，微偏细，尺沉弱；右偏细略弦，不流利，尺略沉弱。处方：鹿角胶 9g，麻黄 2g，白芥子 6g，熟地 30g，炮姜炭 3g，桂枝 10g，甘草 3g，全当归 12g，炒甲珠 10g，黄芪 30g，党参 10g，黄连 6g。6 剂。

11 月 19 日复诊：右手食指边蜡样光皮肤进一步缩小，局部硬皮更少，诸指第二节微肿，不痛。大便干结，色黄，便难，日一行。能食，腹无所苦。下楼右膝欠灵活。处方：桂枝 10g，北细辛 3g，全当归 15g，炒白芍 15g，炙甘草 10g，川木通 6g，红枣 10g，生黄芪 30g，生、熟地各 12g，炒甲珠 10g，海马 5g，肉苁蓉 12g。6 剂。

11 月 26 日复诊：自觉无症状，硬皮除了右食指外侧有少量，余处均除。两食指新鲜指甲长速甚慢。指端已不冷，右膝行动不便大减。舌体略瘦，中心无苔。脉细数，两寸略浮，两尺偏沉弱；右偏弱，欠流利，微微弦，关偏沉；左略涩，关尺略弦，关后略沉。处方：生黄芪 20g，全当归 12g，熟地 10g，海马 3g，炒甲珠 8g，川断 12g，炒白芍 10g，炙甘草 10，肉苁蓉 8g。30 剂，带药返乡，善后。

4. 硬皮病（错杂病例）

何某某，女，32 岁，2002 年 1 月 23 日初诊。

病史：1998 年被诊断为"贫血"、"肾结石"，故服中西药及"红桃 K"。两个月后全身皮肤变紫，身痛不知痛处，伴全身汗出，旋即痛止汗收而如常人。医院怀疑"红桃 K"中毒。自后，皮肤渐不正常。1997 年以后常"感冒"，发烧，体温常常超过 40℃，咽痛，关节痛，恶寒，常用柴胡注射液、安痛定，可 1 日退热。1998 年以来常眩晕，手足麻、肿、拘急，冬季稍冷则指趾冷痛而木，其色紫暗。月经尚对期，经前少腹微胀痛，行经时倦怠无力，经量不多，3～4 天净，经色红，无血块，白带少。3、4 年来手足及面部皮肤发亮、发紫，指尖刺痛，有时右侧腰痛。近半个月来面痒。近两日流清涕，咽不痛，口干不欲饮，头微昏，额角微痛，能食，小便略黄，大便成形，腿酸软，行急则汗出，手足清冷微厥，手胀，手背紫暗，手背皮肤蜡样改变。

舌：质淡，苔厚，左侧微黄。

脉：偏沉；左细弦不流利，偏沉紧；右略细，关尺沉。

辨证：风寒湿痹干厥阴经脉营分，肝血不足。

处方：桂枝 10g，北细辛 3g，全当归 10g，炒白芍 8g，防风 8g，炙甘草 10g，木通 10g，红枣 10g，羌、独活各 8g，赤芍 8g，苡米 10g。6 剂。

1 月 28 日复诊：服药后口干而热，左胁下微痛，经已至。手肿胀麻木、指趾冷痛、肢厥冷、指尖刺痛感、眩晕、腿酸均减，面痒除，流涕大减，头不痛。舌质略淡，边有齿痕，苔微厚，微有散在浮黄。脉缓涩，右沉近微，左微微弦。处方：桂枝 10g，北细辛 3g，当归尾 12g，赤芍 15g，红枣 10g，炙甘草 10g，木通 10g，苡米 10g，海桐皮 15g，田三七 8g，生黄芪12g 吴茱萸3g，黄连6g。4剂。

2月5日复诊：3日晚淋雨受凉，鼻塞鼻痒而喷嚏，涕少而白，喉痒而咳，咽不痛，无发热恶寒，额角昏痛，微流泪，口淡，唇干，腰酸痛。食后胃部嘈杂。阴中热，白带多而稀，淡黄。手足面部肿加重，指甲端紫红皮肤处触之则痛，足趾第2、3趾甲后皮肤微红，小腿微肿。足趾及足背前半部冷，冷于手指。舌质淡，体胖，边有齿痕，中心苔厚略黄腻。脉濡不流利，略沉。辨证：湿痹太阴之表，湿热郁于中下二焦，兼有脾胃食滞。处方：麻黄10g，桂枝8g，杏仁10g，炙甘草10g，苍、白术各10g，茯苓皮10g，黄柏8g，当归尾6g，茵陈10g，栀子5g，神曲5g。3剂。

2月19日复诊：鼻塞、喷嚏已除，自觉微似有涕，额头微痛，困倦欲寐，哈欠较多，时有腰酸，腿酸除，肿大减。白带微挟红色，稀白，腥臭味减，阴中热除。指甲后已不触痛，指微胀，手足不麻，皮屑减少，脚趾已不拘急。胃部已不嘈杂，目不眩。手心微汗出，指微凉，手指、手背、右足第2、3趾甲后转红，指仍较涨粗。舌体微胖厚，边无苔，微有瘀暗络脉，中心及根苔白而略厚。脉濡缓，左不流利，不受按。处方：麻黄10g，连翘10g，赤小豆10g，茯苓皮10g，生姜皮8g，防己10g，紫荆皮10g，海桐皮10g，丝瓜络8g，木瓜12g，桑寄生12g，苡米10g。5剂。

2月22日复诊：手、足胀减，但晨仍微胀。手背红斑转淡，触之不痛，亦不木，手指略凉，手心微汗出。哈欠减，腰酸除，赤带已无，白带减少，腥臭除。舌淡，有暗紫瘀点，边瘀暗络脉减少，中心及根苔略厚腻微浮黄。脉缓欠流利；右尺偏沉弱。处方：桂枝8g，当归尾12g，赤芍15g，木通12g，红枣8g，炙甘草8g，紫荆皮10g，田三七8g，炒甲珠10g，丝瓜络8g，茯苓皮12g，生姜皮6g。6剂。

3月5日复诊：诸症又减，指头微凉，周身皮肤明显好转，手心汗少。右牙痛夜甚，微肿，大便正常，小便微黄。舌左侧苔略厚，微浮黄，边瘀络减，微有紫暗瘀点。脉略濡，不流利，尺偏沉，左寸略浮。处方：桂枝6g，木通10g，赤芍20g，炙甘草10g，丝瓜络8g，紫荆皮12g，防己10g，茯苓皮10g，葛根10g，黄连10g，防风10g。4剂。

3月11日复诊：手胀略减，左手较右手好转明显，手指红色稍退，晨起手胀明显，午后减，牙痛除。行经时左腹痛，行经3天，现月经不提前反退后，经前腰略酸胀，经后自除，经色红，量适中，微有暗色血块，经时阴中微热，白带少，稀白。余症均除。舌中心苔偏厚，微浮黄。脉左略弦，不沉。处方：防己12g，茯苓15g，苍、白术各10g，炙甘草10g，桂枝 10g，防风 10g，全蝎 5g，黄连 5g，当归尾 10g，木通 12g。5 剂。

3 月 20 日复诊：面部蜡样光基本消失，手指、手背潮红，胀大减，仅晨起手微胀，指尖略凉。口中微热，口干不欲饮，小便淡黄。舌中心苔偏厚，微浮黄。脉偏细不受按，两尺沉弱；左略弦，欠流利。处方：防己 12g，茯苓 15g，苍白术各 10g，炙甘草 10g，桂枝 5g，黄连 8g，全当归 12g，赤、白芍各 12g，木通 6g。6 剂。

3 月 28 日复诊：晨起手指、手背微胀，下午扎胀减，手皮肤稍变软，上班时手工绕线圈时间太长则手酸。左食指关节、右小指掌指关节处皮肤略红；左无名指甲、右大趾甲变灰黑。不知饥，食少，稍食则腹胀。舌左边有小瘀点。脉偏弦涩，略细，尺沉；左偏紧。处方：桂枝 6g，北细辛 3g，木通 12g，红枣 10g，炙甘草 10g，防己 10g，丝瓜络 10g，党参 6g，厚朴 12g，白术 10g，生姜 6g。6 剂。

4 月 5 日复诊：夜寐受凉，流清涕，头微昏闷。4 日月经已至，仅距上次 18 天，经前腰痛。舌质淡，边无苔，中心苔略厚，微浮黄。脉略细，左偏弱。处方：防风 10g，荆芥 8g，全当归 8g，桂枝 6g，防己 10g，茯苓 10g，白术 10g，炙甘草 10g，黄芪 8g。3 剂。

4 月 11 日复诊：今日天气骤凉下雨，手背青紫处增多，指尖麻，手足冷，未肿胀。涕除，头偶微胀。患病后脱发甚，现已长新发。舌质淡，左侧微有一小条青紫。脉缓，不流利，左略弦。处方：桂枝 8g，北细辛 3g，木通 10g，红枣 10g，炙甘草 10g，当归尾 10g，炒白芍 8g，防己 10g，茯苓 10g，炒白术 10g，生黄芪 10g，生姜 6g。5 剂。

4 月 25 日复诊：近来自行车上摔下右肘外伤，故未来就诊。近来正值"流感"，患者近 3 日自觉乏力，自汗，咳嗽，痰不多，稀白，头重，无恶寒发热，咽不痒不痛，心微烦，小便略黄。指尖凉，小腿微肿，硬皮症同前。舌质淡，左边微瘀暗，中心苔微厚白。脉细弱，尺沉弱，左略弦，不流利。处方：藿香 10g，厚朴 8g，白扁豆 10g，党参 10g，佩兰叶 8g，防己 10g，茯苓 10g，竹叶 8g，黄连 6g，苏叶 8g，杏仁 10g，前胡 10g。3 剂。

4 月 29 日复诊：头微重，左上胸有时略闷痛，腿微酸软，咳大减，心微烦，汗减。舌质淡，边苔少，中心苔略厚。脉不受按，寸浮。处方：藿香 10g，厚朴 8g，白扁豆 10g，党参 8g，防己 8g，茯苓 10g，郁金 10g，木瓜 10g，栀子 6g，丝瓜络 10g。4 剂。

5 月 8 日复诊：汗多，腰腿微酸，余症均除。仅剩眼圈下、指甲后皮肤散在轻微潮红，手指胀减，灰指甲将退，指头略凉。舌中心苔略厚，微浮黄。脉略滑，寸浮，关略沉，尺沉弱。处方：桂枝 6g，白芥子 4g，当归尾 10g，赤芍 10g，木通 10g，炙甘草 10g，红枣 6g，黄连 4g，狗脊 10g，怀牛膝 10g。6 剂。

后患者与医者闹情绪，跑到深圳某医院住院，病情加重，脸肿、脚肿，手背和指头、面部皮肤增厚，蜡样光，紫暗，脚肿流水，表皮烂得难收口。病人回来后，转入病房治疗。

二、几点启迪

（一）当归四逆汤主要是用以治疗厥阴伤寒表证的方剂

1. 厥阴表证概念

此处所谓的厥阴伤寒表证，为寒邪主要痹阻于厥阴经脉，尚未入里伤及厥阴肝脏与心包之证。也就是说，无论是生理、解剖还是病理，相对居于人体之里的脏腑而言，经脉属表，更何况《伤寒论》所阐述的寒邪是由外寒所致者。

2. 厥阴伤寒表证的诊断依据和鉴别诊断

从《伤寒论》350 条的记载来看，当归四逆汤所治疗的患者有手足厥冷与脉细欲绝两症，与厥阴虚寒里证的临床表现非常相近；同时，脉像到了"欲绝"的地步，一般也不可能浮，而只可能沉，临床事实也证实适应于当归四逆汤治疗的厥阴伤寒表证，多数脉沉（例如我们前面所举病例，即使是相对单纯的厥阴表证的例一和例二，其脉亦沉），这就更像里证。那么，此证如何与厥阴伤寒里证相鉴别呢？

（1）鉴别要点：鉴别的要点就是《伤寒论》301 条麻黄附子甘草汤所说的"无里证"，也就是说，适用于当归四逆汤治疗的厥阴伤寒表证，不具备对应的厥阴里证的"主症"。

例如：与厥阴里寒的吴茱萸汤证相鉴别厥阴表证。则无呕逆、干呕、吐涎沫、烦躁欲死，也无胃痛、腹胀痛、下利（308、343、344、345）；无阳虚或亡阳之症。

又如：无明显的烦躁（342 条，还包括 337 条的"躁无暂安时"，308 条的"烦躁欲死"，243 条"躁不得卧"）谵妄、骂詈、惊狂（如 114 条、263 条）等。

又如：无明显的眩晕、心悸、善忘、如狂、腹内癥块、刺痛、少腹急结、闭经等。

（2）诊断要点：具备风寒痹阻经脉与营血痹阻之症，而无明显的里症。

寒痹厥阴经脉营血之症：有受寒史；肢厥（包括手足厥冷、肢厥、手足清冷、指头冷等）；手足皮肤色暗（包括手足皮肤暗红或紫暗，指趾暗红、手足或指趾暗黑等）；手足痛，或指节、足趾、腕踝、甚至肘膝痛。以上等等诸症，轻者遇寒则作，得热则除；重者病终不除，然遇寒则症剧，得温则症减。

风犯厥阴经脉营血之症：多有汗出当风史，或平时常卧寐吹风；肢麻（包括手足麻、指麻、指头麻、臂麻、全身肤麻，甚至微痹而木）；窜痛（包括肤、肢、体窜痛，或掣痛，或闪痛）时作，或时重时轻；少数现筋惕肉瞤，甚则筋急拘挛；脉常弦。

厥阴经脉血痹之症：脉沉细（重者脉细欲绝，次者脉沉细如丝，轻者脉略沉细）；面色及手足肤色欠华（萎黄者居多，少数面色微黄，或面暗滞）；爪甲欠华不坚（包括爪甲薄、起棱、厚如石灰、爪甲易拆、爪甲难长）；或皮下赤络隐隐其色暗，或青络较暴露突起；常有肢痛或沿经脉痛；或手足皮下肿，其色或白或红；素略眩晕；或素月经量少色暗。

病属厥阴之表：血痹的现症（肝藏血、主疏泄）；寒风之象（"厥阴之上，风气主之"，且肝多实证）；兼证多合并厥阴里证；治疗多兼以养肝血及活血，善后多以养肝血及活血为主；现症基本上均属体表组织、器官的异常，且以经脉现症突出，而无里证。

3. 当归四逆汤是以通经和营解表为主要功效

以通经和营为主，微具外发之力，以解厥阴经脉营血之表寒（方药的分析）——由此可知此方功效恰好吻合前面诊断对疾病性质的判断。

不是解厥阴卫气分之表寒的方剂，故不用卫气分的柴胡、防风等；更不属温里之剂，故不能用姜、附、萸、椒。

本方较偏重于驱邪，故不宜用呆补药，如阿胶、黄精等。

（二）当归四逆汤的加减运用

疾病是一个变化的过程，不能一成不变地看待，更不能一成不变地来处治，这就决定了我们在临床上不宜一成不变地用一个固定的方剂，来治疗病证。

例如我们在运用当归四逆汤治疗厥阴营血分的伤寒表证时，与其他所有病证治疗时一样，常须要根据病人的病变性质的变化，来加减运用。

如营气痹阻较甚者，即可涉及统营卫的太阳经，进而影响皮毛，引起肤冷（337条），肤痛、甚至触摸即痛甚；进一步皮肤失营日久，即可变性如无毛、失皱、光亮、变紫、变硬、变厚（如硬皮病）。治宜重用桂枝，当归改用当归尾，芍药用赤芍，且加川芎、片姜黄等。

寒邪凝结营气，冻疮而肿，加皂刺、乳香、没药。

营痹发展为经脉血瘀，痛甚不除，或皮下结节、按之则痛，或局部变暗，加乳没、甲珠、田七。

寒偏重，则肢厥甚，患处恶寒明显，重用桂枝、细辛、减芍药。

风偏重，则麻甚，或兼现肤痒，或掣痛筋惕明显，加川芎、羌独活、紫荆皮。

风寒夹湿，可兼现四肢漫肿、按之如泥，肢重，或关节痛甚，脉涩，加重木通用量，加姜独活、海桐皮、桂皮、丝瓜络、松节。

若兼厥阴里寒，兼现胃痛、腹痛而喜温，呕逆，下利，加吴茱萸、生姜、花椒、干姜等。

若兼厥阴里热或郁火，可兼见口苦，心烦不寐，多语，骂詈不休，惊狂等，加左金丸、黄芩等。

若血虚重，则眩晕明显，兼现心悸、爪甲变质，重用全当归，加大量鸡血藤。

若病情进一步发展，还可出现以下情况：

营痹血瘀发展为阴凝，可兼见局部紫黑发木、塌陷萎缩，去木通与白芍，加鹿角霜、天雄，桂枝改肉桂。

血瘀阴凝发展为瘀毒阴毒（兼少阴），可兼现局部紫黑痛甚，溃烂至骨，长期不能愈合，去木通与白芍，加雄黄、川椒、鹿角、附子，桂枝改肉桂，大量生黄芪，加用654-2静脉缓滴。

血瘀阴凝发展为瘀热毒及阴阳毒，可在厥冷的同时，自觉手足内里灼热疼痛，或喜冷，或喜热，局部红、紫、黑、白间现，溃烂难愈，流水流脓，流血或红或暗、或浓或稀，祛白芍木通，合"升麻鳖甲汤"，加附子、鹿角、犀角（或羚羊角代）、黄连、重用丹皮（与乌梅丸证的阴阳错杂有同有异。）

尚可兼他经为病，变化亦多。

（三）证候诊断及鉴别诊断的几个问题

1. 必须破除病种的框架。

2. 不能拘泥于证型。

3. 应当按照认识疾病性质的正确程序，才能应天穷之变，提高疗效。

疗效 ←来源于— 合理的医护原则与方法 ←来源于— 正确认识疾病的基本性质 ←来源于— 对病因、病所（位）、病机正确的综合归纳 ←来源于— 分别对病因、病所（位）、病机的分析（包括主要依据、疑似性质的鉴别以及最终的判断）←来源于— 对病史、症状和体征等的客观、准确和相对充分完整的采集记录，并详细逐一分析。

结合前面4例病案及书籍杂志的实例讨论，容易出现误诊的主要原因包括：

（1）记录不完整及证据不充分；

（2）不客观与不准确；

（3）体征：如脉细欲绝与脉微的混淆。

（4）症状：如不明烦与躁的区别。

（5）病史：如生活史中的相关因素以及西医的误区，治疗史的冷输液与激素。

（6）病因、病机、病所的判断与鉴别的失误：

首先必须依据单一症状体征的诊断意义，然而再依本症与伴随症来鉴别。如肢厥一症可出现于厥阴表证（气分与营血分均可出现，气分如小儿感冒高热惊厥、"阳微结"等）就必须懂，表证之厥与里虚证之厥的鉴别要点也必须牢牢掌握。

以上（1）～（6）点，在很大程度上属"证候鉴别诊断学"的范畴，而这是正确认识疾病的入手处，也是跟上疾病变化的入手处，即张仲景所谓"辨脉证"，也是每位医学专业（尤其是临床医生）的基本功，所以必须补课，而且是终生教育的主课，才能不断提高自己的专业素质和水平。

（7）掌握单纯证的主症及鉴别要点，是认识各种证候的前提和基础。

单纯证：单一病因作用于单一病位，所形成的病机较为单纯的证候。它是建立在上述证候鉴别诊断所确定的病因、病机、病所性质基础上的归纳。而确定病因、病机、病所的主要依据是主症诊断与主症鉴别。因而必须掌握其主症。

复杂证：病因、病机、病所均不单纯。其认识必须建立在对单纯证掌握的基础上。

要掌握单纯证的主症及鉴别要点，必须熟读经典，并整理出（读书结合临床）自己的"证候鉴别诊断学"笔记，且不断地修订提高，以提高自己的专业素质和水平。

只有如此，才能比较正确地认识疾病和提高疗效（包括所谓的不治之症）；同时，也可以发现很多新问题，并解决其中部分问题。

当归芍药散临床应用体会

江西中医学院 伍炳彩

当归芍药散两见于《金匮要略》，一见于"妇人妊娠病篇"，一见于"妇人杂病篇"。本方由当归、芍药、川芎、泽泻、茯苓、白术组成，具有调和肝脾、活血利湿之效。本方是肝脾同治，但以治肝为主；亦为气血同治，但以治血为主。关于本方的应用，近年来报道很多，譬如用于治疗月经不调、痛经、不孕、妊娠腹痛、先兆流产、习惯性流产、胎位不正、妊娠中毒症、子宫异常出血、妊娠水肿、产后小便难、闭经、子宫及附件炎、卵巢囊肿、子宫肌瘤、更年期综合征等妇科疾病，还可用于治疗慢性胃炎、胆囊炎、慢性肝炎、泌尿系结石并感染、肠梗阻、痛风、心衰水肿、肾病水肿、脑外伤后综合征（眩晕）、美尼尔氏综合征、脑血栓形成、舞蹈症、冠心病心绞痛、坐骨神经痛、神经炎、过敏性鼻炎、慢性荨麻疹等诸多疾病，这大大扩大了本方的应用范围。《药鉴》谓："病无常形，医无常方，药无常品，唯在人之善学善用耳。"如何灵活地运用本方，我认为要从以下几个方面入手：

一、根据原文提要用本方治疗先兆流产、痛经等

《金匮要略·妇人妊娠病脉证并治》谓："妇人怀妊，腹中疠痛，当归芍药散主之。"《金匮要略·妇人杂病脉证并治》谓："妇人腹中诸疾痛，当归芍药散主之。"这两条原文虽很简单，但一为妊娠"腹中疠痛"，一为杂病"腹中诸疾痛"，可见其着眼于"痛"字，而痛的部位都在腹中。引起痛的原因，虽很复杂，但其总的病机，不外虚实二端，或虚实夹杂。实则经脉不通，血行不畅，即所谓"不通则痛"；虚则脉道不充，筋脉失养而痛；虚实夹杂则通而不畅，养而不荣，经脉失润而痛。所以前人有"气血以流通为贵"，即是指痛证而言。本方重用芍药敛肝、和营、止痛，又佐以归、芎以调肝和血，更配以茯苓、白术、泽泻健脾渗湿。综观全方，

有养血疏肝，健脾利湿之力，是寓通于补之方。凡是肝郁血虚、脾虚湿困，以致肝脾不和、气血失调而发生的腹部疼痛，均可以此方加减治疗。据原文，本方常用于治疗先兆流产，除此之外，还可用于治疗痛经等妇科疾病。

1. 治疗妊娠腹痛

罗某，女，25岁，1993年5月10日初诊。患者妊娠已2月，近日工作繁忙，遂出现腹部隐痛不适，邀余诊治。证见腹部隐隐作痛，休息稍舒，伴腰酸，腹部有下坠感，口不渴，纳可，食后不胀，大便适中，小便稍黄，苔白，脉弦滑。诸症正符合"妇人怀妊，腹中疞痛"之经文，拟当归芍药散加味，处方：当归10g，白芍15g，川芎3g，茯苓10g，泽泻10g，白术10g，杜仲10g，桑寄生10g，黄芪15g，党参15g，3剂，每日1剂。

1993年5月13日二诊。药后腹部隐痛停止，腰酸亦减，腹部下坠感减轻，嘱用上方再服5剂。药后诸症消失，足月生一男孩。

2. 治疗妊娠下血

兰某，女，34岁，1972年2月初诊。患者停经60余天，阴道出血1周，出血量少，色暗红，淋漓不绝，无血块，伴有腰胀，少腹胀痛，胃纳尚佳，无呕吐泛酸，口不干，略苦，二便正常。近半月来情绪不佳。经用黄体酮等止血之剂，血量稍少，但仍有阴道出血。脉弦，舌质淡红苔薄白。妊娠试验阳性。此为肝脾不和，湿邪内停。拟当归芍药散加味。处方：当归10g，白芍15g，川芎5g，茯苓10g，泽泻10g，白术10g，阿胶9g，桑寄生15g，杜仲10g，苎麻根10g。共服10剂，血止。随访，足月顺产一男婴。

按：本方可用于胎动不安，但目前临床医生惧而不用，多用寿胎丸。据日本中田敬吾的研究，其对妊娠期服用本方的40例中有回音的27例孕妇及儿童进行了随访调查，结果：27例中未发现因服本方剂对母子健康有不良影响者。此外，在产后母体恢复和小儿发育方面未见到任何有害作用的迹象。现代医学认为，在受精卵分裂旺盛的妊娠初期服药，畸形发生率高；从本方的使用来观察，在胚胎尚未形成以前给药，改善母体内环境，使受精卵形成胚胎的发育过程获得良好影响，未见有致畸性，而且对儿童的健康起着积极的作用。本人每年均可遇类似病例，用当归芍药散加味，大多数均获满意疗效，足见经方疗效之可靠。

3. 治疗痛经

陈某，女，30岁。患痛经已半年，曾用逍遥散、丹栀逍遥散加味治疗无效，乃来诊。诊时面色萎黄，纳佳，月经尚对期，行经时少腹隐痛，便溏，月经量少，色暗红，质较稀，口稍黏，苔白微厚，舌正，脉弦细。证属肝血不足，脾虚有湿。拟当归芍药散加味。处方：当归 10g，白芍 15g，川芎 6g，茯苓 10g，泽泻 10g，白术 10g，乌药 10g，玄胡 10g，川楝子 6g。3 剂。药后腹痛止，嘱下月行经时再用 3 剂以巩固疗效。

二、根据肝脾之间的关系应用本方治疗内脏下垂

肝脾之间关系密切，肝藏血，主疏泄；脾统血，主运化而为气血生化之源，肝脾二脏在生理上有密切的关系。脾胃的升降、运化，有赖于肝气的疏泄。若肝之功能正常，疏泄调畅，则脾胃升降适度，运化健全；若肝之疏泄失职，就可影响脾胃之升降、运化，从而形成"肝胃不和"或"肝脾不和"之证候。反之，脾病也可影响于肝。若脾气不足，消化吸收功能不健，则血无生化之源，或脾不统血、失血过多，均可累及于肝，形成肝血不足；若脾失健运，水湿内停，日久蕴而成热，湿热郁蒸，则肝胆疏泄不利，可形成黄疸。由此可见，肝病传脾，脾病传肝，肝脾二脏在病变上相互影响。如《素问·玉机真脏论》云："肝痹……弗治，肝传之脾，病名曰脾风发瘅，腹中热，烦心出黄"，这是肝病传脾之例。《素问·气交变大论》云："飧泄食减，体重烦冤，肠鸣，腹支满……甚则忽忽善怒，眩晕巅疾。"这是脾病传肝之例。《金匮·脏腑经络先后病篇》第 1 条即专论肝病传脾，从此条可知，脾病不愈可从肝论治，反之肝病不愈亦可从脾论治。当归芍药散是肝脾两调之方，主要是从肝入手，兼入血分，可利湿。根据脏腑之间的关系，本方可用于内脏下垂。内脏下垂，根据"陷者举之"的原则，以补气升提为主，教科书和新近出版的各种专著一般主张用补中益气汤。我在临床中体会到，补中益气汤不能尽愈此病，有些患者服后有不舒之感。这是因为病情是千变万化的，执一方以治此证自然不会奏效。此类使用补气升提类方剂不效的患者，究其原因，往往与肝病传脾有关，当从肝论治，故可使用当归芍药散，当然也包括逍遥散之类方剂。

1. 治疗子宫下垂

子宫下垂虽与带脉有关，但带脉又属脾，如唐容川《血证论》所言："带脉下系胞宫，中束人身，居身之中央，属于脾经。"故补中益气汤用于子宫下垂属脾虚中气下陷者多效。子宫下垂虽与脾关系密切，但脾之病变，又可由肝传来，故治脾不应，应考虑治肝，当归芍药散用于子宫下垂，就是由此推衍而来。此乃发前人之未发。俗话说"十女九带"，带下

多与湿有关，故一般用逍遥散不行，而当归芍药散则较对证。

梅某，女，26 岁。1989 年 10 月 5 日初诊。自诉已分娩 2 月，分娩后即觉子宫下垂，站立时子宫脱垂于阴道口外约半寸，自以为满月后可自动收上去，但满月后仍下垂，伴小腹隐痛不舒、喜按、口渴面红、大便软、小便偏短色黄，带多色白偏稀，纳佳睡眠好，苔淡黄舌正红，脉细弦。在某医院曾用补中益气汤加味 5 剂，药后自觉不适、口干舌苦、子宫下垂依然。

因本证具有小腹隐痛、小便偏短、大便软、面色偏红、精神尚可、脉弦细等肝脾不和，湿滞内停之象，故用当归芍药散加味。处方：当归 10g，白芍 12g，川芎 5g，茯苓 10g，泽泻 10g，白术 10g，枳壳 10g。服药 5 剂，腹痛减轻，站立时子宫上缩至阴道口。原方有效，守方续服 5 剂，诸症逐渐消失。之后又守方服药 10 剂，诸症全消。随防未见复发。以后用此方治疗数例子宫下垂见症如上者，均有效。

2. 治疗肾下垂

刘某，男，44 岁，干部。2001 年 11 月 29 日初诊。自觉左侧腰部胀痛，左胁部亦不舒 2 年余，肝区亦时不适，精神好，睡眠欠佳，口干口黏，咽喉梗阻感，不怕冷，纳食可，大便质中，小便不黄，夜尿一次，舌质红，有齿印，苔薄黄偏厚，脉沉弦。某院 B 超提示：左肾下垂 7.2cm。证属肝脾不和、湿邪内停，方用当归芍药散加味。处方：当归 10g，白芍 15g，川芎 5g，茯苓 10g，泽泻 10g，白术 10g，银花 10g，玄参 10g。

上方连服 50 剂，于 2002 年 1 月 20 日 B 超复查，左肾位置正常，症状亦大为减轻，遂停药观察。2002 年 7 月患者因血精来诊，询知上病未复发。

3. 治疗肛门下坠

陈某，男，56 岁，干部。2002 年 3 月 7 日初诊。患者觉肛门下坠感 4 月余，大便成形，无黏液便，纳食正常，睡眠欠佳，口不苦稍黏，神疲乏力，腰不酸，夜尿多。有脑梗塞病史，曾在某院肛肠科治疗月余无效，甚以为苦，乃来诊。舌淡苔薄黄，脉沉右关弦。关弦为肝病，拟以当归芍药散加味。处方：当归 10g，白芍 15g，川芎 5g，茯苓 10g，泽泻 10g，白术 10g，枳壳 10g。7 剂。另服肾气丸。

2002 年 3 月 16 日二诊，肛门下坠感大减，夜尿仍多，脉舌同前，守方再服 7 剂。药后肛门下坠感消失，右关弦亦平，遂停服当归芍药散，因夜尿仍较多，肾气丸继服。7 月患者因偏头痛来诊，询知上病未复发。

4. 治疗少腹下坠

谢建国，男，47岁，理发师。2002年4月10日初诊。少腹下坠感一月余。诉1995年腰部曾有外伤史，后常出现腰痛，经按摩治疗稍好转。现腰酸胀怕冷，少腹、小腹下坠不适，怕冷，常头昏（服藿香正气散有用），口稍干稍黏，胸不闷，饮食睡眠正常，二便调。脉弦寸稍浮，苔薄微黄质红。方药如下：当归10g，白芍15g，川芎6g，茯苓10g，泽泻10g，白术10g，杜仲10g，桑寄生15g，乌药10g，枳壳10g。5剂。服药有效，此后继续以上方加减，共服32剂，诸症消失。

此外，如肝胃下垂，见症如上者，亦有效。以上古方新用，医家可能起疑窦，但只要辨证精确，确能应手起效。

三、根据肝经的循行应用本方治疗胁腹疼痛

如前所述，当归芍药散是肝脾两调之方，而肝脾两调之中，又以治肝为主，因此可治肝脾不和，而以肝经为主的病变。附件炎、阑尾炎、慢性肝炎等疾病在临床上常见胁腹疼痛，属肝经循行的部位，故可考虑用本方治疗。

1. 治疗附件炎

李某，女，35岁。2002年1月20日初诊。诉少腹胀痛，腰骶部酸痛已半年余，近月来感少腹胀痛加剧，伴带下量多白稀，经妇科检查，诊为慢性附件炎。舌淡，苔薄白，脉弦。证属肝脾不和，湿邪内停之少腹痛，治以调肝和脾化湿，用当归芍药散加味。处方：当归10g，白芍15g，川芎6g，茯苓10g，泽泻10g，白术10g，杜仲10g，桑寄生15g。5剂。

服5剂少腹疼痛减轻，白带减少，连服20剂，少腹痛除，白带大减。

2. 治疗阑尾炎

李某，女，20岁。1983年10月1日初诊。患者觉右侧少腹隐痛不适已3日，过去亦有类似发作史，此次发作较剧，至某西医院就诊，诊断为慢性阑尾炎，建议手术治疗，因患者害怕开刀，乃求治于余。就诊时除右下腹持续性隐痛外，按之不适，纳可，口黏，大便偏软，小便黄无热感，脉弦。辨为肝脾不和，湿邪内停，用当归芍药散加败酱草15g，红藤20g，服5剂疼痛完全停止。以后曾多次碰到其父，云多年未发。

3. 治疗慢性肝炎

黄某，男，32岁。患慢性乙型肝炎多年，经常右胁隐痛不适，休息不好时加剧，纳佳，食后不胀，口稍黏，精神尚可，大黄偏稀，苔白略厚，

舌质红，脉细弦。拟当归芍药散加味。处方：当归 10g，白芍 15g，川芎 6g，茯苓 10g，泽泻 10g，白术 10g，姜黄 10g，7 剂。

以后患者曾来诊数次，因效果明显，效不更方，服 35 剂疼痛止，口黏除，苔厚转薄白，脉稍弦，嘱用逍遥丸继续调理。

此外还可用此方加减治疗慢性结肠炎具有少腹疼痛脉弦者，慢性前列腺炎（足厥阴肝经绕阴器）亦有效。结石疼痛发作，向输尿管放射者，用本方亦效佳。

四、根据水血互结的理论应用本方

中医理论认为，在生理上，水血本同源，相济并倚行。在病理上，《金匮要略·水气病篇》云："经为血，血不利则为水。"又指出："经水前断，后病水，名曰血分，此病难治；先病水，后经水断，名曰水分，此病易治。"指出了水血并病先后辨证的关系。唐容川《血证论》根据"血积既久，其水乃成"、"水虚则血竭"的病理基础，强调"血病不离乎水"、"水病不离乎血"的病理关系。日本长尾善治通过研究认为"瘀血形成不单血循环的障碍，同时也有水代谢障碍"。这些古今研究，说明血和水在病理上具有"瘀阻则水停，水蓄则血凝"的关系，此水血相关病理在妊娠病中屡见不鲜。从活血与利水的关系上看，活血促利水，利水促活血，前者如大黄甘遂汤、当归芍药散，后者如桂枝茯苓丸。现代研究证明，利水药能消除水肿或腹水，减轻心脏负荷，有助于纠正心衰，改善血液循环，从而促进瘀血消除。活血药具有溶解血凝块，吸引水解物入血和降低血黏度等作用。

当归芍药散由当归、芍药、川芎、泽泻、茯苓、白术 6 味药组成，其中当归、川芎、芍药为血分药，有补血活血之功，泽泻、茯苓、白术为气分药，有健脾化湿利水之作用，故《方函口诀》云："此方主治妇人腹中痛而兼和血利水之效。"本方有活血利水之功，故可用于血不利则为水之慢性肾炎、肝硬化腹水、肝肾囊肿、卵巢囊肿、血栓性静脉炎等病。

1. 治疗肝硬化腹水

熊某，男，37 岁，干部。2002 年 6 月 26 日初诊。因肝硬化并食道静脉曲张出血，于 3 月份行脾切除术。术后仍有腹水，伴腹泻、肠鸣，时有腹痛，下肢浮肿，按之凹陷，泛酸、嗳气，纳可，脘胀，时有低热，无汗、怕冷，口干不黏不苦，尿短少，曾先后用半夏泻心汤加厚朴、大腹皮，或中满分消丸加减，药后大便次数减少，但腹水无明显消退，仍觉下肢沉重而肿，腹胀，精神差，乏力，嗳气，纳可，腰酸，大便偏稀，小便短少而频，舌红苔薄黄，脉弦关旺，拟当归芍药散加减。处方：当归10g，白芍15g，川芎6g，茯苓10g，泽泻10g，白术10g，神曲10g，谷、麦芽各10g，陈皮10g，竹茹10g，杜仲10g，大腹皮10g，7剂。

药后浮肿减轻，嗳气减少，腹胀减轻，纳欠佳，稍恶心，不吐酸，不厌油，大便日1～2次，苔薄黄，舌红，脉弦但关旺减。上方加山楂再进10剂。

药后腹胀又减，下肢肿消，腹中不痛，大便偏稀，纳一般，眠安，小便较长，口干稍黏，舌红苔薄黄，脉稍弦关稍旺。上方白术改为12g，加太子参10g。药后尿长，腹胀除，B超示腹水消。原方继服。

2. 治疗慢性肾炎水肿

胡某某，女，45岁。1990年9月12日初诊。自诉患肾炎多年，现全身水肿半年余，头面部先肿，后肿全身，但水肿不甚，晨起颜面肿，午后脚肿，纳食尚可，面色萎黄，精神一般，大便软，小便短少，色黄，无灼热，不浑浊，舌苔薄白，舌质淡红，脉细弦。尿蛋白（＋＋＋）。曾在外院治疗无效，而来我处求治。先后用发汗利尿等法治疗近3月，水肿及蛋白尿均无好转，后思其面色萎黄，脉弦细，浮肿不甚，拟诊为血虚水湿内停，用当归芍药散原方。处方：当归10g，白芍15g，川芎6g，泽泻10g，白术10g，茯苓10g。服药7剂，水肿略减，尿蛋白减为（＋＋），原方再服7剂，水肿又减，尿蛋白减为（＋），继服7剂，水肿全消，尿蛋白阴性。为巩固疗效，嘱原方再服1个月，至今未复发。

3. 治疗血栓性静脉炎

徐某，女，46岁，干部，2002年7月27日初诊。左下肢肿，以左踝上约6寸及踝关节下最明显，局部色红，有热感，月经量较少但对期，二便如常。西医疑诊为血栓性静脉炎，曾用活血化瘀利水之药近2月，少效，乃来诊。舌红苔黄，脉沉寸旺。先予桂枝茯苓汤加当归、连翘、赤小豆，药后无效，加服大黄䗪虫丸仍无效，改投当归芍药散加味。处方：当归10g，白芍15g，川芎6g，泽泻10g，白术10g，茯苓10g，益母草10g。7剂。药后肿减，坚持用上方服至9月22日，左踝以上肿全消，足背稍肿，红已退，坚持用上方继服。

此外，妊娠后，胎体逐渐长大，阻碍母体气机升降，影响水血的运行，水血互结则导致各种妊娠病的产生，诸如妊娠胎位不正、妊娠中毒症、妊娠水肿、小便难、妊娠高血压综合征、羊水过多、妊娠腹泻等疾病，均有可能出现当归芍药散证，均有使用本方的可能，故临床遇到以上疾病，要想到应用本方。

当归芍药散目前在临床上得到了广泛的应用，可谓是难病奇方之一，如何正确合理使用本方，主要思路不外乎根据以上四点。

如要以八纲来分类，从表里来说属里证，从阴阳来讲属阴证（足厥阴肝、足太阴脾），从虚实来看属虚实夹杂，从寒热来谈偏于寒证。病因为肝郁脾虚，湿邪内停，病位在肝脾，症状可出现血虚（面色萎黄、头昏、月经量少色淡、舌质淡等），脾虚有湿（大便软而不爽、小便不利、口黏），脉弦等。从气血而言，是湿邪兼入血分的方剂。其应用的重点在腹部疾病，除此之外，只要是肝脏所居、肝经所循和肝脏所主器官出现症状，辨证属肝脾不调，湿邪内停，兼入血分者，就可使用本方。至于文献报道用本方治疗舞蹈病、眩晕，亦属治肝，因肝主动摇，肝为风木之脏之故，如《素问·五运行大论》云："肝在天为风……其用为动。"至于妊娠，因可出现水血互结的病理，故妊娠多种病均可使用本方而取效。